Grundlagen ätherischer Öle

Eine umfassende Anleitung für die sichere und effektive Anwendung von ätherischen Ölen

W0466614

2. Ausgabe

Jennifer Eden Clark, zertifizierte Aromatherapeutin

Titel der amerikanischen Originalausgabe: Essential Oil Basics: A Simple Guide to Greater Health with Essential Oils

© 2021 Jennifer Eden Clark
2. Auflage, 2. Überarbeitung

Das Werk ist urheberrechtlich geschützt. Vervielfältigungen, Übersetzungen und Verarbeitungen in elektronischen Systemen, auch auszugsweise, sind ohne Zustimmung des Verlags unzulässig und strafbar.

Alle Angaben in diesem Buch wurden nach bestem Wissen erstellt und übersetzt. Sie erfolgen ohne jegliche Verpflichtung oder Garantie. Der Verlag übernimmt keine Verantwortung oder Haftung für etwaige vorhandene inhaltliche Unrichtigkeiten.

Umschlaggestaltung: Natürliche Welt Nicole Freier
Satz: Bjarne Brix Bartl

ISBN: 978-3-948573-04-1
Oelixier Verlag, Falkensee
Printed in Germany

Inhaltsverzeichnis

Einführung

Interessieren Sie sich für ätherische Öle, fühlen sich aber durch die Fülle an Informationen zum Thema überwältigt? Frustrieren Sie die widersprüchlichen Informationen und neuen Begriffe? Fragen Sie sich manchmal, wem oder auf was Sie vertrauen können? Das ist vollkommen nachvollziehbar und viele tun dies. In der Zeit meiner formalen Ausbildung zur zertifizierten Aromatherapeutin und während meiner eigenen, langjährigen Anwendung von ätherischen Ölen ging es mir auch oft so.

Unter den verschiedenen Anwendergruppen sind zahlreiche unterschiedliche Ansichten, Methoden, Warnungen und Richtlinien vertreten. Dies betrifft auch Aromatherapie Schulen. Ich war auf der Suche nach Fakten; vielleicht sind Sie das auch. Es hat Jahre gedauert, um die Recherchen durchzuführen, meine Ausbildung zu erhalten, verschiedene Anwendungsmethoden zu testen, die Daten zu untersuchen, Konferenzen, Workshops und Teleseminare zu besuchen. Auch die zahlreichen Gespräche, die ich mit Fachleuten, Experten und Nutzern aus verschiedenen Gruppen durchführte, kosteten viel Zeit. Durch diesen Prozess gelang es mir, klare Leitlinien vorzugeben - schlichte Fakten. Diese Fakten präsentiere ich in diesem kurzen, informationsreichen Leitfaden - das Ergebnis meiner Bemühungen, endgültige Antworten zu finden und die Verwendung von ätherischen Ölen für alle zu vereinfachen.

Seit der Veröffentlichung der Erstausgabe im Jahr 2014 wurden bereits tausende von Exemplaren dieses Leitfadens verkauft. Die Richtlinien in diesem Leitfaden garantieren eine sichere Anwendung und wurden von professionellen Aromatherapeuten und Anwendern befürwortet. Auch Themen wie innere Einnahme und die Anwendung von ätherischen Ölen während der Schwangerschaft werden behandelt. Eine Liste mit sicheren Ölen ist im Leitfaden enthalten.

Diese zweite Ausgabe ist der perfekte Ratgeber in Taschenbuchformat: er ist umfassend, preiswert und leicht zugänglich. Für diejenigen, die bereits Erfahrung in der Anwendung von ätherischen Ölen haben, ist er ein praktisches Nachschlagewerk. Verwenden Sie diesen Leitfaden, um Zeit zu sparen und Mühe, Fehler und Frustrationen zu vermeiden. Brechen Sie mit den gängigen Mythen und lernen Sie, wie Sie hochwertige ätherische Öle und zuverlässige Quellen finden können.

Mit diesem Leitfaden werden Sie schnell mit der Anwendung von ätherischen Ölen vertraut sein. Durch die klaren Richtlinien, praktischen Anwendungshinweise und Dank der Listen sicherer ätherischer Öle, werden Sie schnell in der Lage sein, ätherische Öle effektiv und sicher einzusetzen und Ihr eigenes Leben zu bereichern.

Urheberrecht und Haftungsausschluss

Alle Rechte vorbehalten. Die Verwendung eines Teils dieser Publikation, ohne vorherige Zustimmung des Autors, unabhängig davon, ob in irgendeiner Form oder mit irgendwelchen Mitteln übertragen, elektronisch, mechanisch, als Fotokopie, Aufzeichnung oder anderweitig vervielfältigt oder in einem Abrufsystem gespeichert, stellt eine Verletzung des Urheberrechts dar und ist verboten.

Haftungsausschluss: Obwohl die Autorin ihr Bestes getan hat, um dieses Buch zu erstellen, gibt sie keine Zusicherungen oder Gewährleistungen in Bezug auf die Genauigkeit oder Vollständigkeit dieses

Buches ab und lehnt insbesondere alle stillschweigenden Gewährleistungen der Marktgängigkeit oder Eignung für einen bestimmten Zweck ab. Es kann keine Gewährleistung durch Handelsvertreter oder schriftliche Verkaufsunterlagen geschaffen oder erweitert werden. Die hierin enthaltenen Ratschläge und Strategien sind möglicherweise nicht für Ihre Situation geeignet. Sie sollten sich bei Bedarf an einen Fachmann wenden. Der hierin enthaltene Stand wurde von den Bundesbehörden zur Überwachung von Nahrungs- und Arzneimittel nicht bewertet. Sie sind nicht dazu bestimmt, eine Krankheit zu diagnostizieren, zu behandeln oder zu heilen. Die Autorin haftet nicht für entgangenen Gewinn oder andere persönliche oder kommerzielle Schäden, einschließlich, aber nicht beschränkt auf spezielle, zufällige, Folge- oder andere Schäden oder für Personenschäden.

Erste Ausgabe - Juli 2014
Zweite Ausgabe - Juli 2016
Zweite Ausgabe, 1. Überarbeitung - September 2018
Zweite Ausgabe, 2. Überarbeitung - Januar 2021

Über die Autorin

Jennifer Eden Clark begann 1997 mit der Verwendung ätherischer Öle. Als ihre Leidenschaft für eine natürliche, gesunde Lebensweise wuchs, begann sie 2007 eine Karriere in der Aromatherapie. Sie absolvierte eine dreijährige, umfassende Ausbildung und wurde im Jahr 2008 zertifizierte Aromatherapeutin, 2010 registrierte Aromatherapeutin und im Jahr 2011 wurde sie schließlich Meister-Aromatherapeutin. 2014 und 2015 hat sie zwei weitere Präsenzkurse in fortgeschrittener klinischer Aromatherapie in Frankreich abgeschlossen und seither an vielen Kurse teilgenommen und internationale Konferenzen besucht.

Sie erweitert kontinuierlich ihr Expertise durch Forschung, Studium und durch die praktische Anwendung von ätherischen Ölen für sich, ihre Familie und ihre Kunden. Sie ist professionelles Mitglied der "*Alliance of International Aromatherapists*" (AIA), wo sie auch in den General- und Exekutivräten tätig war, und ist die Gründerin von "*Learn Essential Oils*".

Jennifer Eden hat es sich zur persönlichen Mission gemacht, die verschiedenen und vielfältigen Gruppen und Geistesrichtungen der Aromatherapie zu untersuchen und die gültigen Fakten zu identifizieren, die unter den Mythen, traditionellen Praktiken und historischen Anwendungen von ätherischen Ölen zu finden sind. Letztendlich ist es ihr Ziel, die positiven Aspekte, die jede Gruppe zu bieten hat, hervorzuheben und die größere Gemeinschaft der Nutzer von ätherischen Ölen mit gültigen Ressourcen durch ihre Firma "*Learn Essential Oils*" sowie durch ihre veröffentlichten Werke zu bereichern.

Persönliche Anmerkung der Autorin

Ich bin dankbar für all diejenigen, die vor mir diesen Weg eingeschlagen haben und ätherische Öle studiert und mit ihnen experimentiert haben. Ihre Erfahrung hat mich bei meiner eigenen Anwendung der Öle begleitet und mich und meine Familie gesegnet. Ich danke Rhiannon Lewis dafür, dass er meine zahlreichen Fragen stets freundlich beantwortete und schwer zugängliche Informationen bereitstellte. Ihm und Bev Day möchte ich dafür danken, dass sie an das geglaubt haben, was ich mit diesem Leitfaden erreichen wollte. Besonderer Dank gilt auch Carrie Clark Merrill für die Textbearbeitung, Brian Clark für die Covergestaltung und Rachel Langaker für die Innengestaltung. Vielen Dank an alle, die geduldig mit einer Perfektionistin waren! Ich danke meinen Kindern für ihr Verständnis und ihre Begeisterung. Für all seine Liebe, sein Vertrauen und seine Unterstützung, in jeder Hinsicht, danke ich Gordon: meinem Felsen, meinem Lotsen und der Hand, die mich begleitet und führt.

Hinweis

Da ätherische Öle von den Bundesbehörden zur Überwachung von Nahrungs- und Arzneimittel (in den USA die FDA - Food and Drug Administration) weder als Arzneimittel angesehen, noch durch dieses Amt reguliert werden, können sie für die Allgemeinheit nicht als Mittel vermarktet werden, welche Krankheiten heilen oder zur Heilung beitragen können, denn dies würde bedeuten, dass es sich um Arzneimittel handelt. Stattdessen beschränken sich Befürworter von ätherischen Ölen auf Formulierungen die aussagen, dass ätherische Öle "das Wohlbefinden unterstützen" oder eine "gesundheitsfördernde" Wirkung haben. Es werden häufig Zusätze wie "gewöhnlich", "gelegentlich" oder "vorübergehend" verwendet und nur allgemeine, beschreibende Ausdrücke benutzt, anstatt Wörter, die Krankheiten oder Krankheitszustände implizieren, wie Schmerzen, Erkältungen, grippale Infekte, Fieber, Schnupfen, Depressionen usw. Da in diesem Buch keine direkte Intention des Verkaufs bestimmter ätherischer Öle besteht, können diese Begriffe verwendet werden.

Dieser Leitfaden ist in seiner Gesamtheit zu lesen, da jeder Abschnitt auf dem vorherigen aufbaut. Sie können auch einzelne Abschnitte überspringen und nur die Fragen und Antworten lesen, die Sie interessieren, aber am Ende werden Sie sich alle Informationen in ihrer Gesamtheit wünschen. Keine Sorge - es ist eine schnelle und einfache Lektüre.

Es wurden umfangreiche Maßnahmen ergriffen, um die Richtigkeit der enthaltenen Informationen zu gewährleisten. Das Gebiet der ätherischen Öle ist jedoch organisch und es werden immer wieder neue Studien durchgeführt. Unweigerlich werden Entdeckungen gemacht werden, aber die grundlegenden Anwendungen und Sicherheitsrichtlinien werden aufgrund der langen Erfahrung mit der inhärenten Natur der ätherischen Öle wahrscheinlich gleichbleiben. Gefährliche und intensive ätherische Öle werden es aufgrund ihrer einzigartigen chemischen Bestandteile immer sein. Es besteht aber kein Grund zur Sorge, da viele sichere und benutzerfreundliche Öle zur Auswahl stehen. Am Ende dieser Lektüre werden Sie in allen Punkten gut belesen sein und sich bestens damit auskennen, was Sie tun und was Sie lassen sollten, also zögern Sie nicht, mit der Anwendung zu beginnen.

„*Der sichere Weg zu einem sicheren Versagen ist, es nie zu versuchen.*“

J.E. Clark

WARUM dieser Leitfaden?

Da ätherische Öle immer beliebter werden, sind valide Fakten über sie immer wichtiger.

Vieles wurde bereits in verschiedenen Formaten geschrieben. Leider sind einige Informationen, die von Buch zu Buch, Blog zu Blog und von Mensch zu Mensch wiederholt werden, fehlerhaft, widersprüchlich oder irreführend. Durch bloße Wiederholung werden die Informationen als sachlich und seriös akzeptiert. Abgesehen von den Verwirrungen, Frustrationen und Gefahren, die sie verursachen, schaffen sie auch Spaltungen und Konflikte zwischen Gruppen von Nutzern von ätherischen Ölen.

Dieser Leitfaden liefert genaue Antworten auf die häufig gestellten "wer, wie, was, wo, wann und warum" Fragen über ätherische Öle. Er ist von einer registrierten Aromatherapeutin geschrieben und auf gültigen Fakten basierend und nicht auf Mythos, Meinung oder einfach auf Tradition. Alle grundlegenden Kenntnisse, die für den Beginn der Nutzung von ätherischen Ölen erforderlich sind, werden in diesem Leitfaden vermittelt. Bei häufiger Nutzung von ätherischen Ölen wird die Weiterbildung und ein noch besseres Verständnis für sie empfohlen. Dieses Nachschlagewerk setzt einen soliden und sicheren Kurs, indem es auf die Gefahren hinweist und den Weg zur erfolgreichen Anwendung von ätherischen Ölen klar darstellt.

WAS sind ätherische Öle und was ist Aromatherapie?

Ätherische Öle sind die reinen, flüchtigen, aromatischen Verbindungen, die aus vielen Arten von Pflanzenmaterial stammen und durch Dampf- oder Wasserdestillation gewonnen werden. Ein ätherisches Öl kann von einem Baum, Strauch, Kraut, Gras oder von einer sonstigen Pflanzenart stammen und aus einer der vielen Bestandteile wie Rinde, Kernholz, Frucht, Stamm, Blatt, Wurzel, Harz oder Blüten gewonnen werden.

Diese flüchtigen, aromatischen Pflanzenverbindungen befinden sich auf der Oberfläche der Pflanze in mikroskopischen Säcken oder in bestimmten Strukturen im Inneren, wie z.B. in den Zellen, Drüsen, Hohlräumen oder Kanälen. In einigen Pflanzen sind sie relativ häufig enthalten und in anderen nicht. Einige Pflanzen, auch aromatische, produzieren kein ätherisches Öl, das durch Dampfdestillation gewonnen werden kann. Jasmin zum Beispiel ist hocharomatisch, aber zu zerbrechlich, um im Dampf destilliert zu werden. Die aromatische Flüssigkeit wird durch Lösungsmittelextraktion gewonnen und ist daher technisch gesehen ein "Absolue", wenn auch oft als ätherisches Öl bezeichnet. Eine neuere Lösungsmittelextraktionsmethode verwendet überkritisches Kohlendioxid (eine Flüssigkeit) und produziert sogenannte CO2-Extrakte. Per Definition sind also „ätherische Öle" die Produkte, die durch die Dampf- oder Wasserdestillation der flüchtigen aromatischen Verbindungen in aromatischen Pflanzen entstehen.

Zitrusfrüchte sind die Ausnahme. Am häufigsten wird Expression (auch "Kaltpressung" genannt) verwendet, bei der die Schalen gepresst werden, um ihre flüchtigen aromatischen Verbindungen auszudrücken. Zitrusschalen können auch durch Dampf destilliert werden. Die resultierenden Flüssigkeiten, die aus beiden Prozessen stammen, werden als ätherisches Öl bezeichnet. Das hochwertigere Öl stammt jedoch aus der Expression.

Es ist anzumerken, dass ätherische Öle und ihre pflanzlichen Gegenstücke nicht unbedingt die gleichen therapeutischen Eigenschaften haben, da das Pflanzenmaterial weitaus mehr Verbindungen enthält, als nur den flüchtigen aromatischen Anteil.

Ätherische Öle sind flüchtig oder "volatil". Volatil kommt vom lateinischen Wort volare, was „fliegen" bedeutet. Diese Qualität der ätherischen Öle ist der Grund, warum Sie so einfach die Pflanze riechen können, wenn Sie daran vorbei streichen oder daran reiben oder eine Orange schälen, wodurch winzige mikroskopischen Beutel mit ätherischen Ölen aufgebrochen werden. Noch bevor Sie Ihre Finger zur Nase bringen, um sie zu riechen, sind die Geruchsmoleküle in der Luft und schweben an Ihrer Nase vorbei.

Die Aromatherapie ist jedoch mehr als nur ein Duft, der Sie einfach glücklich macht. Sie ist vielmehr die „therapeutische Anwendung" ätherischer Öle auf den Körper durch eine Vielzahl von Methoden, um das physische, psychische, spirituelle und emotionale Wohlbefinden zu fördern.

WIE wirken ätherische Öle?

Ätherische Öle werden durch den Kontakt mit der Haut, der Mundschleimhaut und den Schleimhäuten der Atemwege sowie durch den Verdauungstrakt in den Blutkreislauf aufgenommen. Einmal im Blutkreislauf angekommen, können sie aufgrund ihrer lipophilen (fettliebenden) Eigenschaften leicht die Zellwände durchdringen und dort positive Effekte erzielen. Stellen Sie sich vor, wie ein Wassertropfen auf einer öligen Oberfläche liegt, wobei ein Tropfen Öl (oder etwas Lösbares in Öl) aufgenommen wird. Das ist es, was passiert, wenn ein Tropfen ätherisches Öl in Kontakt mit den Zellwänden kommt - es wird schnell aufgenommen.

Ätherische Öle sind Ausgleichsmittel. Ein ätherisches Öl oder eine Mischung aus ätherischen Ölen kann gegensätzliche Zustände im Körper ausgleichen, wie beispielsweise leichten Durchfall oder gelegentliche Verstopfung. Bei sachgemäßer Anwendung helfen ätherische Öle dem Körper, sich selbst auszugleichen und zu heilen.

Bedeutet das, dass ein ätherisches Öl auch auf uns wirkt, wenn wir nur daran riechen? Ja! Durch eine kleine Stelle an der Spitze unserer Nasenhöhle, die als "olfaktorisches Epithel" bezeichnet wird, werden ätherische Öldämpfe von Nervenrezeptoren aufgenommen. Dieses Nervensignal wandert auf neuronalen Wegen direkt zu den Riechkolben des Gehirns und weiter zum limbischen System, das Funktionen wie Gedächtnis, Stimmung und Emotion steuert. Das limbische System befasst sich auch mit der Aufrechterhaltung der Homöostase, die das feine Gleichgewicht ist, das unser Körper benötigt, um zu überleben und zu gedeihen.

Ätherische Öle können sogar die Blut-Hirn-Schranke (BHS) passieren, die ein Abwehrmechanismus des Gehirns ist, bei dem die Durchlässigkeit der Blutkapillaren restriktiver ist als in anderen Teilen des Körpers. Es bietet dem Gehirn Schutz vor den meisten Bakterien, Toxinen und potenziell schädlichen Zellen. Es blockiert auch viele Medikamente.

Ärzte und Wissenschaftler erforschen Methoden und versuchen, mehr Medikamente zu entwickeln, die diese Barriere überschreiten können, um Infektionen, Krankheiten und psychische Störungen behandeln zu können.

Alle ätherischen Öle, unabhängig von ihrer chemischen Zusammensetzung, erfüllen drei Kriterien, die es ihnen ermöglichen, die Blut-Hirn-Schranke zu überschreiten (von Rhiannon Lewis, „Advanced Clinical Aromatherapy“, Kurs 1):

1. Sie sind lipophil, so dass sie leicht durch die Zellwände aufgenommen werden können.
2. Sie haben eine geringe Molekülgröße, so dass sie leicht passieren können.
3. Sie sind nicht ionisiert. Ionisierte Substanzen können die Blut-Hirn-Schranke nicht passieren.

Aufgrund ihrer Fähigkeit, die Blut-Hirn-Schranke zu überwinden, haben sich ätherische Öle als wirksam erwiesen, um die Stimmung und geistige Stabilität zu verbessern und Emotionen auszugleichen.

WARUM ätherische Öle?

Ätherische Öle erzielen viele positive Effekte. Sie fördern und unterstützen unter anderem:

- » Das allgemeine körperliche Wohlbefinden und Vitalität, positive Stimmung und eine ausgewogene emotionale Gesundheit, ein gesundes Immunsystem und erholsamen Schlaf.
- » Linderung der Auswirkungen saisonaler Atemwegserkrankungen.
- » Mentale Klarheit, Wachsamkeit und verbesserte geistige Funktion.
- » Gefühle der Entspannung und die Verminderung von Angst- und Stressgefühlen.
- » Beschwerdefreie Atmung und allgemeine Gesundheit der Atemwege.
- » Klare Haut und die Reduzierung von feinen Linien und Fältchen.

Ätherische Öle sind natürlich und schön. Sie werden verwendet:

» Für optimale Gesundheit, wenn sie mit einem gesunden Lebensstil gepaart werden.
» Zur Reinigung der Luft und Oberflächen im Haushalt.
» Zum Kochen zu Hause.

Ätherische Öle sind kostengünstig, weil sie:

» Hochkonzentriert sind, sodass nur eine geringe Menge benötigt wird, um effektiv zu wirken.
» Vielseitig einsetzbar sind, wodurch die Anzahl der Produkte, die Sie kaufen müssen, reduziert wird.
» Arztkosten durch Unterstützung und Förderung des allgemeinen Wohlbefindens senken.

Muss ich meinen Lebensstil ändern, um ätherische Öle zu verwenden?

Wahrscheinlich schon, wenn Sie die besten Ergebnisse erzielen wollen.

Die meisten Menschen greifen nicht automatisch nach ätherischen Ölen, wenn sie sich krank oder unglücklich fühlen, sich versuchen zu konzentrieren oder sich auf das Kochen oder Reinigen vorbereiten. Also ja, Sie werden wahrscheinlich Ihr Konzept von den gleichen alten Produkten oder Gewohnheiten ändern müssen, um stattdessen nach ätherischen Ölen zu greifen, die Ihren Bedürfnissen entsprechen.

Versucht man mit der Anwendung ätherischer Öle, Ärzte aus dem Weg zu gehen?

Nein, das Ziel ist nicht, den Einsatz von Ärzten, Krankenhäusern oder modernen Medikamenten zu vermeiden.

Ätherische Öle, gepaart mit einem gesunden Lebensstil, helfen die Abhängigkeit von Ärzten und Medikamenten zu verringern. Durch die Förderung und Unterstützung der gesunden Funktion aller Körpersysteme tragen die sensiblen Öle dazu bei, das allgemeine Wohlbefinden von Körper und Geist zu erhalten und den Bedarf an Medikamenten, Arztbesuchen und medizinischen Verfahren zu verringern. Die Menschen werden unabhängiger, wodurch ihre Arztkosten gesenkt und das Risiko von Nebenwirkungen im Zusammenhang mit der Verwendung von rezeptfreien Medikamenten und Verschreibungen reduziert werden.

Wir können auch persönlicher, in unserem Bestreben eine gesunde Lebensweise zu erlangen, sein, indem wir ätherische Öle verwenden, die uns die Möglichkeit geben, die Gesundheit unserer Familien zu fördern. So ist beispielsweise das aromatische Einreiben von Fuß und Rücken mit ätherischen Ölen vor dem Schlafengehen durch die Eltern, bei vielen Kindern und Jugendlichen beliebt. Neben den Vorteilen, sie zur Beruhigung, Stärkung der Immunität, zum Ausgleich von Stimmungen oder zur Linderung von Muskelkater zu verwenden, wird die Möglichkeit geschaffen, miteinander zu sprechen und zu teilen, wodurch die Beziehung von Sender und Empfänger gestärkt wird.

WAS kann ich von der Verwendung ätherischer Öle erwarten?

Viele Menschen haben die positive Wirkung der Nutzung ätherischer Öle erlebt:

» Sie fühlen sich im Allgemeinen besser, da ihr Wohlbefinden gesteigert wird.
» Sie haben ein gestärktes Immunsystem und sind in der Lage, bei der Aufrechterhaltung ihrer eigenen Gesundheit unterstützend mitzuwirken.
» Sie genießen es, alles zu entdecken, was ätherische Öle leisten können und wie man sie richtig einsetzt.
» Sie erfahren, dass ätherische Öle bei der Erhaltung oder Wiederherstellung des Gleichgewichts am effektivsten sind, wenn sie bei den ersten Anzeichen von Unwohlsein angewendet werden.
» Sie lernen, dass ätherische Öle mit ihren reinigenden Eigenschaften bei der Wundversorgung hilfreich sind.

Beachten Sie, dass ätherische Öle in einigen Fällen Einschränkungen haben können und, dass bei Bedarf ärztliche Hilfe in Anspruch genommen werden sollte.

Das gleiche ätherische Öl oder die gleiche Mischung hat nicht für alle Menschen die gleichen Vorteile. Durch etwas Experimentieren können Sie die Öle finden, die Ihren aktuellen Bedürfnissen am besten entsprechen.

Sie werden sich immer mehr Wissen über sie wünschen, um Ihr volles Potenzial zu verstehen und zu nutzen und sie gleichzeitig sicher zu nutzen.

Einige Menschen in Ihrem Umfeld werden skeptisch sein, weil sie denken, dass ätherische Öle nicht „funktionieren" oder sie nicht verstehen, wie effektiv sie sein können. Glücklicherweise ändern sich diese Meinungen, da immer mehr Menschen die wachsende Zahl wissenschaftlicher Studien anerkennen, die die Wirksamkeit und Sicherheit von ätherischen Ölen bestätigen.

WIE werden ätherische Öle verwendet?

Aromatisch gesehen ist jede Methode, die ätherischen Öle einzuatmen, wirksam. Dies kann durch direktes Einatmen aus der Flasche oder durch Abgabe mehrerer Tropfen in einen Diffusor für ätherische Öle, einen Befeuchter, eine Tasse heißes Wasser oder auf Meersalz in einer Glasschale erfolgen. Verwenden Sie bis zu sechs Tropfen für einen Raum mittlerer Größe, weniger für einen kleinen Raum, wie ein Büro.

Auf der Haut können ätherische Öle überall auf die Körperoberfläche aufgetragen werden. Dabei sollten einige empfindliche Stellen vermieden werden, vor allem direkt in den Augen, Ohren oder der Nase. Siehe *Verdünnung Seite 19.*

Sie können ätherische Öle auch **innerlich**, durch das Schlucken von vorbereiteten Kapseln oder Weichgel-Kapseln und durch andere Methoden einnehmen. *Siehe Einnahme Seite 25 und Orale Verabreichung Seite 35.*

Therapeutische Dosierungen: Erwachsene 1-6 Tropfen; zierliche Personen 1-3 Tropfen, *siehe Seite 35*.

Häufigkeit der Nutzung: Beginnen Sie mit der niedrigsten Dosis an ätherischem Öl: einem Tropfen. Lassen Sie ihn mindestens fünfzehn Minuten einwirken, um eine Wirkung zu bemerken, bevor Sie mehr auftragen. Eventuell benötigen Sie nur eine Dosis für kleinere Beschwerden. In akuten Fällen kann es erforderlich sein, häufigere Dosen - bis zu drei, vier oder mehr in einem 24-Stunden-Zeitraum - anzuwenden, aber die Dauer sollte kurz sein, eine Woche oder weniger. Verwenden Sie die geringste Menge an ätherischem Öl in Verbindung mit der geringsten Häufigkeit der Anwendung, um ein Ergebnis zu erzielen.

Dauer: Vermeiden Sie es, das gleiche ätherische Öl über einen längeren Zeitraum hinweg auf die gleiche Weise zu verwenden. Außerdem sollten Sie einen Arzt konsultieren, wenn innerhalb von drei Tagen keine Besserung bei einer akuten Krankheit, trotz Behandlung mit einem ätherischen Öl, eintritt.

Dosierung ätherischer Öle aus einer Flasche mit einem Tropfenspender: Halten Sie die Flasche in einem Winkel von 45 Grad. Warten Sie, bis ein Tropfen erscheint, und zählen Sie dann die Tropfen, wenn sie aus dem Spender fallen. Schütteln oder drehen Sie die Flasche nicht auf den Kopf, es können mehr Tropfen herauskommen, als Sie benötigen. Vermeiden Sie es, den Tropfenspender zu berühren.

WAS ist verdünnen? Ist es notwendig?

Reinheit bedeutet, ätherische Öle ohne Verdünnung direkt auf die Haut aufzutragen. Lavendel und Teebaum gelten beispielsweise allgemein als sicher, wenn sie auf diese Weise angewendet werden.

Bei der Verdünnung werden ätherische Öle mit einem Träger kombiniert, um ihre Anwendung auf der Haut, in Wasser oder Luft zu erleichtern. Träger können Seifen, Öle, Lotionen, Gele, Butter (z.B. Kakao, Shea), etc. sein.

Es ist immer sicherer, ätherische Öle zu verdünnen. Selbst Lavendel kann unverdünnt bei umfangreicher Anwendung zu Irritationen und Sensibilisierungen führen. Einige Menschen scheinen praktisch frei von jeglichen negativen Reaktionen auf unverdünnte ätherische Öle zu sein, auch wenn sie häufig und/oder in großen Mengen verwendet werden. Andere Menschen scheinen viel empfindlicher auf ätherische Öle im Allgemeinen und auf einige Öle im Besonderen zu reagieren. Verdünnung ist eine sichere Lösung, um mögliche unerwünschte Nebenwirkungen zu vermeiden.

Verdünnen Sie alle ätherischen Öle, wenn Sie anfangen, sie zu verwenden, besonders bei Kindern. Es ist das Risiko nicht wert, nicht zu verdünnen. Insbesondere kann es sein, dass jemand, der eine negative Erfahrung hat, in Zukunft weniger wahrscheinlich ätherische Öle wiederverwendet und dadurch die Vorteile versäumt, die sie bieten. Wenn Sie sich mit ätherischen Ölen vertraut machen, sehen, wie Ihr Körper darauf reagiert und spezifische Verdünnungsempfehlungen lernen, können Sie die Verdünnung an Ihre Bedürfnisse anpassen.

Trägeröle, auch Fest- oder Grundöle genannt, sind Pflanzen-, Nuss- oder Samenöle. Das fraktionierte Kokosöl (FCO) ist sehr beliebt, da es geruchlos ist und sich daher gut mit allen ätherischen Ölen kombinieren lässt. FCO zieht leicht in die Haut ein und hinterlässt keine fettigen oder klebrigen Rückstände und ist sehr stabil, da es nicht schnell ranzig wird. Vermeiden Sie die Verwendung von Mineralöl oder Vaseline.

Eine 15 ml Quetschflasche eignet sich gut, um ein Trägeröl aufzunehmen und kleine Mengen zu messen. Mit fast dem gleichen Umfang wie die meisten 5-15 ml Flaschen mit ätherischem Öl, passt es gut in die einzelnen Behälter zur Aufbewahrung von ätherischen Ölen.

Emulgatoren bewirken, dass sich ätherische Öle nicht vom Wasser trennen: Solubol, Polysorbat 20.

Empfehlungen für die Dosierung und Verdünnung von ätherischem Öl

Die Basisverdünnung gilt für große Körperbereiche oder zur Massage. Die Punktverdünnung gilt für kleinere Zielbereiche des Körpers, wie z.B. den Bauch oder die Fußsohlen.

Therapeutische Dosis für Erwachsene:

- » Basisverdünnung: 2% = 2-3 Tropfen ätherisches Öl pro 5 ml Trägeröl
- » Punktverdünnung: 4% = 4-6 Tropfen ätherisches Öl pro 5 ml Trägeröl

Therapeutische Dosis für empfindliche Personen*:

- » Basisverdünnung 1% = 1 Tropfen ätherisches Öl pro 5 ml Trägeröl.
- » Punktverdünnung 2% = 2 Tropfen ätherisches Öl pro 5 ml Trägeröl

**Babys, Kinder, Schwangere, gebrechliche oder ältere Menschen oder Menschen mit empfindlicher Haut, geschwächtem Immunsystem oder schwerwiegenden gesundheitlichen Problemen.*

Intensive ätherische Öle wie Kassia, Zimt, Nelke, Zitronengras, Oregano, Bohnenkraut oder Thymian können die Haut stark reizen. *Siehe Seite 87 für spezifische Verdünnungen.*

Einfache Verdünnungsmethode: Für eine punktuelle Anwendung geben Sie 2,5 - 5 ml eines Trägeröls in Ihre hohle Hand, gefolgt von der empfohlenen Dosis des ätherischen Öls. Reiben Sie die Hände aneinander und tragen Sie es auf die Fußsohlen oder auf einer kleinen Fläche am Körper auf.

Die Vorverdünnung ätherischer Öle mit einem Trägeröl ist wünschenswert, wenn sie auf einen größeren Bereich des Körpers aufgetragen werden (Basisverdünnung) oder für die wiederholte Anwendungen auf einem kleinen Bereich (Punktverdünnung). Beschriften Sie Ihre Flaschen entsprechend.

Roll-On Glasflaschen, Quetschflaschen oder Flaschen mit Zerstäuber eignen sich sehr gut zur Vorverdünnung. Sie sparen Zeit, sind einfach zu benutzen, bequem zum Mitnehmen und verringern das Risiko von Schmutz und Verschwendung durch Verschütten.

Trägeröle können die Aufnahme ätherischer Öle durch die Haut unterstützen und die Verdunstung reduzieren.

Außerdem ermöglichen sie eine bessere und gesteigerte Aufnahme in den Blutkreislauf.

Um die Aufnahme ätherischer Öle zu erhöhen, decken Sie den Anwendungsbereich mit Handtüchern oder Tüchern ab oder wenden Sie Wärme mit Wärmekissen, beheizten Handtüchern oder Wärmflaschen an. Ein warmes Bad oder einer Dusche vor der Anwendung von ätherischem Öl erwärmt die Haut und öffnet die Poren. Vorsicht mit den „minzigen" ätherischen Ölen: Sie können ein „brennendes Kältegefühl" erzeugen. Wenn Unannehmlichkeiten auftreten, entfernen Sie die Wärmequelle. Vermeiden Sie die Verwendung von Hitze mit intensiven ätherischen Ölen.

Verdünnung für Basisanwendungen:

Bad: 1-6 Tropfen in 5 ml flüssiger Seife verdünnen, dann in das Badewasser geben.

Diffusor: 1-6 Tropfen (oder wie vorgeschrieben) in das Wasser im Behälter geben.

WIE verwende ich ätherische Öle sicher?

Verdünnen Sie die Öle und verbrauchen Sie geringe Mengen.

Wenn sich ein Juckreiz, Ausschlag oder Brennen entwickelt, unterbrechen Sie die Nutzung, bis die Symptome verschwinden. Diese Reaktion kann auf eine Allergie oder Sensibilisierung hinweisen. *Siehe Seite 29.*

Außerhalb der Reichweite von kleinen Kindern aufbewahren. Verwenden Sie Tropfenspender an Flaschen. Verwenden Sie reine und starke ätherische Öle, die für die therapeutische Anwendung bestimmt sind. *Siehe Qualität Seite 67.*

Im Falle von verschüttetem Öl: lüften, Handschuhe tragen, Putzlappen in eine Mülltonne außerhalb des Hauses werfen.

Erhöhen Sie den Prozentsatz der Verdünnung für intensive ätherische Öle wie Kassia und Nelke. *Siehe Seite 87.*

Verwenden Sie im Allgemeinen nicht das gleiche ätherische Öl wiederholt an der gleichen Stelle über einen längeren Zeitraum, insbesondere nicht unverdünnt. Die Ausnahme könnte an den Füßen sein.

Erhöhen Sie den Prozentsatz der Verdünnung, bevor Sie das Öl auf geschädigte oder gerissene Haut auftragen oder tragen Sie es nur um die Wunde herum auf. Seien Sie vorsichtig bei gereizter Haut, um das Risiko der Sensibilisierung zu vermeiden.

Wenn innerhalb von drei Tagen keine Besserung durch ätherische Öle festgestellt wird, konsultieren Sie einen Arzt.

WELCHE Risiken oder Nebenwirkungen haben sie?

Die Photosensibilisierung ist die mögliche Verbrennung und lang anhaltende zufällige Pigmentierung der Haut, wenn sie weniger als 12-18 Stunden nach der Anwendung bestimmter ätherischer Öle, insbesondere Zitrusfrüchte - Bergamotte (Citrus bergamia, mäßig), Grapefruit (gering), Zitrone (gering) oder Limette (mäßig) - die alle den phototoxischen Bestandteil Bergapten enthalten - dem Sonnenlicht oder UV-Licht ausgesetzt wird. Angelikawurzel, Kümmel und Weinraute gelten ebenfalls als phototoxisch. Auf der anderen Seite gelten die Öle von Mandarine, Satsuma, Tangelo, Mandarine und Süßorange (Citrus sinensis) als nicht phototoxisch. (*Tisserand & Young, Essential Oil Safety, 2014*)

Wenn Sie eine Vorerkrankung haben oder verschreibungspflichtige Medikamente, insbesondere Blutverdünner, einnehmen, ist es ratsam, Ihren Arzt oder eine qualifizierte Fachkraft für ätherisches Öl zu konsultieren, um mögliche Kontraindikationen auszuschließen. So hat beispielsweise jedes ätherische Öl, das einen hohen Anteil an Methylsalicylat enthält, wie z.B. Wintergrün oder Zuckerbirke, eine blutverdünnende/gerinnungshemmende Wirkung. Diese sollten bei der Einnahme von Blutverdünnern, der Verwendung von Aspirin und eine Woche vor und nach einer Operation oder einer Geburt mit Vorsicht oder gar nicht verwendet werden.

Schwangerschaft - Dies ist eine besondere Zeit, in der sowohl der Körper der Mutter als auch der Fötus empfindlich sind. Die Verwendung ätherischer Öle während der Schwangerschaft und Geburt hat viele Vorteile. Es gibt keine Beweise dafür, dass ätherische Öle bei der Anwendung in therapeutischen Dosen Fehlgeburten oder Geburtsschäden verursachen. Innerlich eingenommene ätherische Öle werden jedoch schneller und in höherer Konzentration in den Blutkreislauf aufgenommen, als wenn sie mit anderen Methoden aufgetragen werden, so dass von dieser Anwendung während der Schwangerschaft abgeraten werden kann. Um die Sicherheit zu bei allen Anwendungsmethoden zu gewährleisten, insbesondere bei Vorerkrankungen oder bei Frauen, die in der Vergangenheit Fehlgeburten erlitten haben, ist die Beratung durch eine qualifizierte Fachkraft empfehlenswert und bringt Gewissheit. Auch Bücher von Hebammen oder Pflegedienstleistern, die Erfahrung im Umgang mit ätherischen Ölen während der Schwangerschaft und Geburt haben, sind empfehlenswert.

Verwenden Sie nur reine und starke ätherische Öle. *Siehe Qualität Seite 67 und Schonende Öle Seite 90.*

Ätherische Öle haben nur sehr wenige potenzielle Nebenwirkungen, die über Reizung und Sensibilisierung hinausgehen. Durch die Einhaltung aller Sicherheitsempfehlungen können fast alle Nebenwirkungen vermieden werden. *Siehe Seite 11.*

Das Händewaschen nach dem Umgang mit ätherischen Ölen ist nicht notwendig, es sei denn, Sie verwenden sie häufig, dann wird es empfohlen. Sollten Sie die Hände danach waschen, verwenden Sie Seife und Wasser und seien Sie sehr gründlich. Da ätherische Öle hydrophob (nicht wasserlöslich) sind, können sie auf der Haut haften und unter den Fingernägeln kleben. Vermeiden Sie es daher, Ihre Augen oder Genitalien zu berühren, besonders nach der Verwendung intensiver oder „minziger" ätherischer Öle. Es ist nicht gefährlich, kann aber leichte bis starke Beschwerden verursachen.

Ziehen Sie das Tragen von medizinischen Handschuhen beim Umgang mit ätherischen Ölen in Betracht, um die Belastung und das Risiko zu verringern.

WAS ist bei der Einnahme von ätherischen Ölen zu beachten? Ist diese Methode sicher?

Ja und Nein. Es gibt viele Diskussionen zu diesem Thema.

Auf der einen Seite nehmen zahlreiche Menschen ätherische Öle, teilweise über mehrere Jahre hinweg, ohne erkennbare Nebenwirkungen zu sich.

Auf der anderen Seite treten Nebenwirkungen durch die Aufnahme von ätherischen Ölen auf. Um die Verbraucher zu schützen, befürworten professionelle Aromatherapie-Organisationen die interne Anwendung ätherischer Öle nicht, es sei denn, sie werden von ausgebildeten und qualifizierten Fachkräften betreut.

Die Befürworter der Einnahme von ätherischen Ölen werden sich darauf berufen, dass Aromatherapeuten ätherische Öle selbst einnehmen und ihren Kunden verabreichen, und dass Ärzte in Frankreich ihren Patienten angeblich intensive innere Behandlungen verschreiben. Darüber hinaus sind in vielen Ländern orale Präparate für die Öffentlichkeit leicht zugänglich. Diese enthalten typischerweise 35-175 mg ätherisches Öl (ca. 1-5 Tropfen – die empfohlene Dosierung), verdünnt in einem Trägeröl in Hart- oder Weichgelatinekapseln. Da die innere Einnahme von ätherischen Ölen bei sachgemäßer Anwendung generell sicher ist und viele Vorteile bringt,wollen Heimanwender die Möglichkeit haben, auch ohne professionelle Aufsicht diese Methode genießen zu können.

Aromatherapeuten sind nicht gegen die Einnahme von ätherischen Ölen. Sie erkennen bereitwillig die Fakten an und verfechten die Vorteile dieser Methode, erkennen aber auch, dass bei falscher Verabreichung von ätherischen Ölen, folgende unerwünschte Wirkungen auftreten können: Verbrennung der Lippen, des Mundes und des Rachens, Schwindel, Reizung des Magen-Darm Traktes, der sich durch Übelkeit und Erbrechen, übermäßige Blähungen oder Durchfall äußert. Diese Nebenwirkungen können vermieden werden, indem man alle Sicherheitsempfehlungen für Dosis, Verdünnung und Dauer einhält, viel Wasser trinkt, die Dosis gelegentlich mit Nahrung einnimmt und sich nicht sofort nach der Einnahme hinlegt. *Siehe Seite 35.*

Zusätzlich zu den häufigeren Nebenwirkungen, sind Aromatherapeuten besorgt über mögliche negative Reaktionen aufgrund von Vorerkrankungen und Wechselwirkungen zwischen Medikamenten und ätherischen Ölen. Es ist nicht ganz bekannt, wie die verschiedenen ätherischen Öle zusammenwirken, wenn sie genauso wie Medikamente oral oder über die Haut eingenommen werden. Qualifizierte Aromatherapeuten können durch ihr Wissen über Anatomie, Physiologie und Körpersysteme sowie durch ihre Ausbildung in der Chemie der ätherischen Öle, Risiken verringern. Sie wägen die Vorgeschichte eines Klienten mit den Risiken und Vorteilen verschiedener ätherischer Öle ab, bevor sie geeignete Einnahmeprotokolle vorschlagen. Eine gute

Sicherheitsvorkehrung besteht darin, alternative Wege und/oder Verabreichungszeiten für ätherische Öle zu verwenden, als für alle rezeptfreien oder verschreibungspflichtigen Medikamente, die verabreicht werden.

Es wurde kein einziger Todesfall durch die Einnahme von therapeutischen Dosen von ätherischen Ölen gemeldet. Umgekehrt gab es allein in einem Jahr (2018) in den Vereinigten Staaten 197.060 gemeldete Todesfälle durch unerwünschte Arzneimittelwirkungen (UAW), die durch rezeptfreie und verschreibungspflichtige Arzneimittel verursacht wurden, von den insgesamt (schwerwiegenden und nicht schwerwiegenden) 2.156.854 UAWs. Die FDA definiert schwerwiegend als lebensbedrohlich oder als Ursache für einen Krankenhausaufenthalt, eine Behinderung, eine angeborene Anomalie, einen erforderlichen Eingriff und/oder andere schwerwiegende Folgen. Unerwünschte Wirkungen von therapeutischen Dosen ätherischer Öle sind im Vergleich zu diesen geringfügig und können durch die Verwendung der richtigen Dosis, Verdünnung und Dauer fast vollständig vermieden werden. Todesfälle durch übermäßige Einnahme von ätherischen Ölen (versehentlich und absichtlich) wurden durch den Einsatz von Tropfenspendern (anstelle von offenen Flaschen), einer besseren Sicherheitskennzeichnung und einem erhöhten Bewusstsein für mögliche Risiken nahezu ausgeschlossen.

Zu berücksichtigen ist auch, das eingenommene ätherische Öle schneller und in höheren Konzentrationen in die Blutbahn aufgenommen werden als bei äußerlicher oder aromatischer Anwendung. *Siehe Seite 35.*

Die Reinheit und Wirksamkeit von ätherischen Ölen sind wichtige Faktoren bei der Beurteilung der Einnahme. Sie dürfen keine Verunreinigungen oder Veränderungen aufweisen und müssen das richtige chemische Profil aufweisen. *Siehe Qualität Seite 67.* Unreine oder veränderte/verfälschte ätherische Öle sind nicht sicher für die Einnahme.

WAS ist der Unterschied zwischen Irritation und Sensibilisierung?

Eine Reizung ist einfach eine örtlich begrenzte Reaktion auf eine schädliche Substanz. Ihre Haut kann gerötet sein, brennen oder wund werden. Das Brennen kann in einigen Fällen ziemlich stark sein. Einige Bestandteile ätherischer Öle können bei jedem, der sie unverdünnt oder unzureichend verdünnt verwendet, Reizungen hervorrufen. Öle, die Phenole enthalten, gehören zu den problematischsten, zu den häufigsten gehören: Zimt, Nelke, Oregano, Bohnenkraut und Thymian. Andere Öle, die unverdünnt Reizungen verursachen können, sind: Basilikum, Cassia, Citronella, Eukalyptus, Ingwer, Zitrone, Limette, Pfefferminze, Kiefer (oxidiert), Salbei oder Wintergrün. *Siehe Seite 87.*

Vermeiden Sie es, ätherische Öle auf offener Haut aufzutragen. Einige Ausnahmen können ätherische Öle sein, die in Wasser verdünnt sind, um auf Schürfwunden aufgetragen zu werden oder in einem Gel verdünnt sind, um sie beispielsweise für Verbrennungen zu verwenden.

Sensibilisierung ist, wenn ein ätherisches Öl den Körper dazu anregt, eine Immunreaktion zu entwickeln, sodass bei erneuter Anwendung der Körper eine allergische Reaktion auslöst. Dies kann zunächst nicht der Fall sein, kann sich aber im Laufe der Zeit entwickeln. Sie kann durch die Verwendung ätherischer Öle in folgenden Fällen verursacht worden sein: bei offener, gereizter oder empfindlicher Haut, bei häufigem Auftragen an der gleichen Stelle, bei unverdünnter Anwendung oder bei zu hoher Dosierung. Die Verwendung von nicht reinen ätherischen Ölen kann ebenfalls zu einer Sensibilisierung führen.

Menschen, die gegen andere Dinge allergisch sind oder Asthma, Heuschnupfen oder Ekzeme haben, können anfälliger für Sensibilisierung sein. Achten Sie vermehrt darauf. *Siehe Methode 2 auf der folgenden Seite.*

WIE weiß ich, ob ich auf ein ätherisches Öl empfindlich reagiere?

Anwendung eines Hautverträglichkeitstests:

Bevor Sie ein neues Öl bei sich selbst oder einer anderen Person verwenden, wird ein Hautverträglichkeitstest empfohlen. Es gibt ein paar einfache Methoden, wie Sie dies tun können. Waschen Sie den Bereich der Haut, auf dem das Öl aufgetragen werden soll, vor Beginn des Tests nur mit Wasser und stellen Sie sicher, dass vorher kein parfümiertes Produkt verwendet wurde. Testen Sie ein ätherisches Öl immer mit der Verdünnung, die Sie verwenden möchten.

Methode 1: Tragen Sie eine kleine Menge des verdünnten ätherischen Öls auf die Innenseite des Ellenbogens auf, schließen Sie den Arm darüber und halten Sie ihn fünf Minuten lang gedrückt. Öffnen Sie den Arm, um zu sehen, ob es Verbrennungen, Juckreiz, Rötungen oder Schwellungen gibt. Ein wärmendes Gefühl ist nicht unbedingt ein schlechtes Zeichen. Einige ätherische Öle, wie z.B. Rosmarin, haben eine hautrötende, wärmende Wirkung, da sie den Blutfluss zur Hautoberfläche erhöhen, sollten aber keine Schmerzen verursachen. Sie können auch an einem kleinen Fleck auf der Haut in dem Bereich testen, in dem Sie das Öl verwenden möchten.

Methode 2: Diese Methode ist für Menschen mit Allergien, Hautkrankheiten und/oder Empfindlichkeiten geeignet. Tragen Sie das verdünnte ätherische Öl auf die Innenseite des Ellenbogens auf. Decken Sie Stelle danach mit einem Pflaster oder mit einer Mullbinde ab und vermeiden Sie den Kontakt zwischen dem ätherischen Öl und dem

Klebstoff so weit wie möglich, da er sonst nicht klebt. 24 Stunden einwirken lassen. Waschen Sie die Stelle. Wiederholen Sie dies für weitere 24 Stunden.

Tipp: Wenn jemand eine Reaktion auf ein ätherisches Öl zeigt, tragen Sie zunächst Trägeröl auf die Reaktionsstelle auf, um das ätherische Öl zu verdünnen. Wischen Sie die Stelle mit einem sauberen Wattebausch, einem Papiertuch oder einem Tuch ab. Falls gewünscht, waschen Sie die Stelle mit Wasser und Seife.Es ist wichtig, ätherische Öle mit Wissen und Verstand zu verwenden, damit Sie ihre Vorteile genießen können. Denken Sie daran, die Öle zu verdünnen und dass geringere Mengen am besten sind.

WARUM werden sie Öle genannt? Sind sie fettig? Werden sie ranzig?

Nein. Ätherische Öle sind keine Fette/Lipide, also sind sie keine echten „Öle". Reine ätherische Öle sind nicht fettig und werden nicht ranzig. Sie wirken jedoch wie Lipide und bleiben vom Wasser getrennt.

Einige ätherische Öle hinterlassen Spuren oder Flecken auf einem Blatt Papier, aber es ist nicht fettig. Es kommt von der natürlich vorkommenden Farbe in einigen ätherischen Ölen wie: Patschuli, Vetiver oder Zimt, oder weil es von einem Harz, wie Myrrhe, stammt.

WER kann ätherische Öle verwenden?

Von ätherischen Ölen kann jeder profitieren, auch wenn es nur zur aromatischen Anwendung ist. Schwangere Frauen können viele ätherische Öle verwenden und diese wiederum bei ihren Babys verwenden - mit Wissen und mit Sorgfalt. Während die Kinder wachsen und sich entwickeln, können sie ätherische Öle in jeder Phase der Kindheit, Jugend und des Erwachsenseins verwenden. Beachten Sie immer alle Kontraindikationen aufgrund von Vorerkrankungen oder Medikamenten und befolgen Sie alle Sicherheitsempfehlungen.

WANN verwende ich ätherische Öle?

SO SCHNELL WIE MÖGLICH!

Ätherische Öle sind Ausgleichsmittel. Verwenden Sie sie zuerst und schnell, um die eigenen Anstrengungen des Körpers zur Erhaltung des Wohlbefindens zu fördern. Je weniger er aus dem Gleichgewicht gerät, desto schneller kann der Körper mit den richtigen Mitteln wieder ins Gleichgewicht kommen. Generell gilt: Je länger ein Ungleichgewicht anhält, desto länger dauert es, bis sich eine spürbare Verbesserung einstellt. Wann immer der Körper zusätzliche Unterstützung benötigt, z.B. um das Unbehagen eines Bienenstichs zu lindern, bei Darmbeschwerden, zur Aufrechterhaltung klarer Atemwege bei Umwelt- oder saisonalen Belastungen oder wenn Sie sich gelegentlich niedergeschlagen fühlen, ängstlich, unkonzentriert, gestresst, unruhig, schläfrig, reizbar oder wütend sind.

WARUM verdünnen einige Menschen ätherische Öle und andere nicht?

Einige Leute entscheiden sich dafür, ihre ätherischen Öle nicht zu verdünnen (auch "purer" Gebrauch genannt) und scheinen relativ wenig Probleme damit zu haben, wenn sie reine und starke ätherische Öle verwenden. Manche sind sogar der Meinung, dass die Anwendung ohne Verdünnung effektiver ist. Umgekehrt haben einige Menschen eine viel empfindlichere Haut als andere. Es gab zahlreiche Fälle von Reizungen durch die Verwendung von ätherischen Ölen, egal wie rein und stark sie sind. Deswegen ist es immer sicherer, ätherische Öle zu verdünnen.

MACHT die Verdünnung ätherischer Öle sie schwächer oder weniger effektiv?

NEIN! Die Verdünnung verändert oder verringert nicht die Wirksamkeit von ätherischen Ölen. Wenn Sie drei Tropfen pur oder verdünnt verwenden, sind es immer noch drei Tropfen. Das Benutzen von ätherischen Ölen in Verbindung mit einem Träger vor der Anwendung auf der Haut, kann die Verdunstung verringern und ist auch nützlich, um große Bereiche der Haut abzudecken, sodass der Benutzer die empfohlene Dosierung einhalten kann, aber dennoch den gewünschten Bereich abdecken kann. Es gibt einige wenige Fälle, in denen eine unverdünnte Anwendung von erfahrenen Praktikern bevorzugt wird, eine Verdünnung wird aber für alle anderen Anwendungen dringend empfohlen.

Vorteile der Verdünnung ätherischer Öle:

» Schützt die Haut vor Irritationen und Sensibilisierung.
» Erhöht ihre Aufnahmefähigkeit durch Verringerung der-Verdunstung.
» Spart Geld, da mehr Fläche mit weniger ätherischem Öl abgedeckt wird.

Hinweis: Wenn Sie ätherische Öle verdünnen, die auf einer kleinen Fläche des Körpers verwendet werden sollen, können sie eine höhere Konzentration aufweisen als bei der Verdünnung für eine großflächige oder Ganzkörpermassage. *Siehe Seite 20.*

WARUM verwenden einige Menschen große Mengen an ätherischen Ölen und andere viel weniger?

Manche sind der Meinung, dass mehr, besser ist, aber die Forschung hat gezeigt, dass die Verwendung von mehr ätherischem Öl ab einem bestimmten Punkt hinaus einfach überflüssig ist. Es hat keine größere Wirkung und kann schädlich sein.

Wenn es um ätherische Öle geht, ist weniger, am besten, denn sie sind hochkonzentriert. Große Mengen an botanischem Material werden benötigt, um eine relativ geringe Menge an ätherischem Öl zu produzieren. Man sagt, dass ein Tropfen ätherisches Pfefferminzöl etwa achtundzwanzig Tassen Pfefferminztee entspricht. Man müsste ihre Konzentration drastisch reduzieren, um sie unwirksam zu machen. Und wieder, wenn Sie weniger verwenden, gibt es weniger Chancen auf Irritation oder Sensibilisierung und weniger Kosten.

Ist die Verwendung von mehr ätherischem Öl effektiver? Nein, außer vielleicht bei einer plötzlichen oder intensiven Bedrohung des Gleichgewichts des Körpers. Beginnen Sie immer mit der kleinsten Dosis ätherischer Öle. Warten Sie fünfzehn Minuten. Wenn der gewünschte Effekt nicht erzielt worden ist, kann mehr angewendet werden. Denken Sie daran, 1-3 Tropfen für zierliche Menschen und 1-6 Tropfen für Erwachsene.

Ätherische Öle wirken schnell, manchmal innerhalb von Minuten, z.B. wenn 1-2 Tropfen Pfefferminze an den Füßen verwendet werden, um dem Körper zu helfen, eine normale Temperatur aufrechtzuerhalten. Sie werden schnell von der Haut absorbiert und zirkulieren dann schnell im ganzen Körper über die Blutbahn.

WO und WIE wende ich ätherische Öle an?

Benutzen Sie Ihren gesunden Menschenverstand - dort anwenden, wo Unterstützung am dringendsten benötigt wird. Verwenden Sie die kleinste Dosis.

Die Inhalation dient zur Unterstützung der oberen und unteren Atemwege, zur Aufrechterhaltung des mentalen und emotionalen Gleichgewichts, zur Reinigung oder Erfrischung der Luft. Ein Diffusor funktioniert gut, um ätherische Öle zu verteilen. Für kleine bis mittlere Räume verwenden Sie 1-6 Tropfen. Seien Sie rücksichtsvoll gegenüber anderen und deren Empfindlichkeiten.

Die innerliche Einnahme ist für die Unterstützung von Mund, Rachen oder des Magen-Darm-Trakts und für die Verringerung der Verbreitung von Krankheitserregern im Körper. Denken Sie daran, dass innerlich eingenommene ätherische Öle schneller und in höheren Konzentrationen als bei anderen Methoden aufgenommen werden, sodass die niedrigste effektive Dosis und mehr Vorsicht bei der Anwendung dieser Methoden empfohlen wird.

» Beginnen Sie mit einem Tropfen in den empfohlenen Verdünnungen. *Siehe Seite 20.* Die Verdünnung unterstützt eine effiziente und gleichmäßige Aufnahme und verhindert Magenreizungen.
» Kleine, häufige Dosen sind besser als große, einmalige Dosen.
» Die Anwendung ist nicht empfohlen für Kinder unter 6 Jahren oder 20 kg.

- » Vermeiden Sie die Verwendung von intensiven ätherischen Ölen (*Seite 87*) außer verdünnt in Hart- und Weichgelkapseln.
- » Verwenden Sie ätherische Öle aus der Liste der schonenden, zur innerlichen Einnahme geeignete Öle (*Seite 90*) für die sichersten und angenehmsten Ergebnisse. Keines von ihnen hat orale Kontraindikationen, wenn es in therapeutischen Dosen verwendet wird: Erwachsene 1-6 Tropfen und empfindliche Menschen 1-3 Tropfen.

Sublingual: Bietet eine ausgezeichnete Absorption durch die reiche Versorgung mit Blutgefäßen und dünnem Gewebe unter der Zunge. Es ist ein großartiger Ort, um 1 Tropfen ätherisches Öl verdünnt in 1 - 2,5 ml Trägeröl zu geben.

Bukkale Methode (über die Mundschleimhaut): 1-2 Tropfen ätherisches Öl in 2,5 - 5 ml Trägeröl, Honig oder Agave und vor dem Schlucken für eine Weile im Mund halten. Eine weitere klassische Methode ist das Auftragen eines Tropfens auf einen Zuckerwürfel oder auf etwas Zucker an der Spitze eines Löffels (überschüssigen Zucker seitwärts vom Löffel abkippen) und dann im Mund auflösen lassen.

Mit einer der beiden oben genannten oralen Methoden umgehen Sie den Verdauungstrakt und die Haut, wo ätherische Öle zu verstoffwechseln beginnen und liefern die ätherischen Öle schnell und nahezu unverändert an Ihre Blutbahn.

Schlucken: Eine ausführliche Diskussion über die Sicherheit der Einnahme findet sich auf *Seite 25*.

Das Schlucken von vorbereiteten Hart- und Weichgelkapseln ist der sicherste Weg, um ätherische Öle aufzunehmen. Die Dosis wird verdünnt und eingeschlossen, wodurch die Gefahr von Reizungen an empfindlichen Membranen wie Lippen, Mund, Zunge, Hals oder Speiseröhre verringert wird. Sogar Zimt, Nelke, Oregano und Thymian können auf diese Weise sicher sein.

Das Trinken von ätherischen Ölen in Wasser ist die am wenigsten sichere Methode, um sie aufzunehmen. Da sich ätherische Öle nicht mit Wasser vermischen, kommen die Tröpfchen eher mit empfindlichen Membranen in Berührung, die möglicherweise Unannehmlichkeiten oder Irritationen verursachen. Wenn Sie sich dafür entscheiden, sie zu trinken, ist es am besten, 1-3 Tropfen ätherisches Öl in den Boden eines Glases zu geben, mit Wasser zu füllen und sofort zu trinken. Alternativ können Sie die Tropfen auch in eine Wasserflasche aus Glas oder Edelstahl geben und vor dem Trinken jedes Mal gut schütteln. Das Aufwirbeln durch das Ausgießen und Schütteln verteilt das Öl vorübergehend und reduziert das Risiko. Es können auch Emulgatoren für ätherische Öle verwendet werden.

Anwendung auf der Haut:

Die Methode eignet sich für lokale Hautbeschwerden, darunterliegende Organe, Muskeln oder Gewebe oder für eine aromatische Massage, wenn Berührung, Manipulation der Muskeln und/oder tiefe Entspannung erforderlich sind. Verwenden Sie 1-6 Tropfen für Erwachsene und 1-3 Tropfen für empfindliche Menschen. *Siehe Verdünnung Seite 20.*

Die Unterseiten der Füße oder Sohlen sind gute Anwendungspunkte für ätherische Öle:

» Die Haut an den Sohlen ist stärker als anderswo, sodass Irritationen unwahrscheinlich sind.

» Die Füße haben eine reiche Blutversorgung, sodass ätherische Öle, die dort angewendet werden, in den Blutkreislauf aufgenommen werden und im ganzen Körper zirkulieren. Andere Bereiche des Körpers haben jedoch eine schnellere Absorption. Wenn Sie sich in einer Situation befinden, in der Sie ätherische Öle nicht verdünnen können, ist es am besten, sie auf die Sohlen aufzutragen.
» Für bettlägerige Menschen oder für Menschen mit besonders schwacher oder empfindlicher Haut sind die Sohlen ein guter Anwendungspunkt, auch wenn es etwas länger dauern kann, bis sie in den betroffenen Bereich gelangen.
» Für Kinder und beeinträchtigte Erwachsene ist die Anwendung von ätherischen Ölen auf den Sohlen und den Waden eine gute Möglichkeit, um zu verhindern, dass sie die ätherischen Öle berühren und versehentlich in die Augen bekommen.
» Das Tragen von Strümpfen nach dem Auftragen von ätherischem Öl verlangsamt die Verdunstung und unterstützt die Absorption, indem es etwas Wärme erzeugt. Gleich danach ins Bett zu gehen, hat eine ähnliche Wirkung.

Geben Sie keine ätherischen Öle direkt in die Augen, Ohren oder Nase. Sollten ätherische Öle versehentlich in die Augen gelangen, entweder mit einem Trägeröl spülen oder auf ein sauberes Tuch legen und die Augen abtupfen. Das Trägeröl, das in einer Quetschflasche mit Tropferdeckel gelagert wird, erleichtert das Spülen. *Siehe Seite 17.*

WIE lagere ich ätherische Öle?

Ätherische Öle sollten an einem dunklen, kühlen, trockenen Ort gelagert werden.

WIE lange halten ätherische Öle?

Die Haltbarkeit der Öle variiert je nach den chemischen Bestandteilen in jedem Öl. Je mehr leichtflüchtige Bestandteile vorhanden sind, desto kürzer ist die Haltbarkeit durch Oxidation. Zitrusöle oder alle nach Zitrone duftenden Öle sind bündig mit diesen Inhaltsstoffen und haben daher die kürzeste Haltbarkeit von sechs bis zwölf Monaten. Die maximale Lagertemperatur für ätherische Öle liegt idealerweise bei 22 Grad, da Hitze die Oxidation erhöht. Die Lagerung im Kühlschrank ist effektiv und beeinträchtigt sie nicht. Wenn ein ätherisches Öl etwa zur Hälfte aufgebraucht ist, schlagen einige Experten vor, es in einen kleineren Behälter zu füllen, was den Raum und damit die Oxidation reduziert. Unverfälschte ätherische Öle sind wahrscheinlich stabiler und halten daher länger. Suchen Sie nach frischen Ölen, die richtig gelagert und behandelt wurden. Ätherische Öle haben in der Regel ein Verfallsdatum auf der Flasche, können aber je nach Qualität und Lagerung länger oder kürzer haltbar sein.

WARUM sind ätherische Öle „so teuer"?

Es mag den Anschein haben, dass es sich bei ätherischen Ölen um Luxusprodukte handelt, bis man ihre Natur und ihren Nutzen versteht. Da ätherische Öle hochkonzentriert sind, ist in der Regel nur eine sehr geringe Dosis - ein Tropfen oder zwei - erforderlich, um eine Wirkung zu erzielen. Bei sachgemäßer Anwendung als Teil eines gesunden Lebensstils, können sie zum allgemeinen Wohlbefinden und zur Krankheitsprävention beitragen und so die Kosten für Arztbesuche und Krankenhausaufenthalte senken. Durch die Vermeidung dieser Ausfälle, sparen Sie auch wertvolle Zeit.

In Anbetracht der Tatsache, dass die Dosis für die meisten rezeptfreien Medikamente ein Teelöffel oder mehr ist, sind ätherische Öle, die zur Aufrechterhaltung des Wohlbefindens verwendet werden, pro Dosis viel billiger als diese, die zur Behandlung von Krankheiten verwendet werden (unabhängig davon, ob es sich um eine bekannte Marke oder einer günstigen Marke handelt).

Folglich können Sie Ihrem Arsenal an Wellnessprodukten reine und starke ätherische Öle hinzufügen und zwar zu einem deutlich geringerenPreis, als bei verschreibungsfreien Medikamenten. Ätherische Öle, die, in Kombination mit gesunder Ernährung und Aktivität, verwendet werden, um den Körper bei der Aufrechterhaltung des Gleichgewichts und des allgemeinen Wohlbefindens zu unterstützen, können Medikamente überflüssig machen. Mit einer guten Haltbarkeit, geringem Platzbedarf, einer Vielzahl von Einsatzmöglichkeiten und einer einfachen Handhabung sind ätherische Öle wertvolle Aufbewahrungsmittel für Notfälle.

Zusätzliche Anwendungsmöglichkeiten, die über die therapeutische Verwendung ätherischer Öle hinausgehen:

- Beim Kochen.
- Zur Herstellung von Körperpflege- und Spa-Produkten, wie z.B. Seifen, Lotionen, Peelings oder Gesichtsprodukte - für sich selbst oder als Geschenk an ein dankbares Familienmitglied und Freunde.
- Verwenden Sie sie für Ihre Haustiere, um teure Tierarztbesuche bei kleineren Fällen zu vermeiden. Lernen Sie die Do's und Don'ts kennen.
- Zur Reinigung. Da viele ätherische Öle antimikrobiell sind, können Sie Ihre eigenen Reinigungsprodukte herstellen als Ersatz für die üblichen teuren Reinigungsprodukte mit fragwürdigen Inhaltsstoffen, die in vielen Haushalten zu finden sind und von denen zunehmend nachgewiesen wurde, dass sie schädliche Wirkungen wie Asthma und Allergien verursachen.
- Sie können aufhören, Lufterfrischer und Kerzen zu kaufen, weil Ihr Zuhause bei der Verwendung ätherischer Öle wie ein Spa riecht. Viele ätherische Öle klären und reinigen die Luft (z.B. Pfefferminze, Zitrone, Orange), sodass sie bei Raumsprays hinzugefügt werden können. Dazu kommen noch viele weitere Anwendungsmöglichkeiten.

PRAKTISCHE ANWENDUNGEN

Fünf einfache Do-It-Yourself (DIY) Mischungen

Beginnen Sie mit der Verwendung von ätherischen Ölen, indem Sie diese einfachen und effektiven Mischungen herstellen, um sie zur Hand zu haben, wenn Sie sie brauchen. Stellen Sie „Vorratsflaschen" her, indem Sie die ätherischen Öle in den angegebenen Proportionen bis hin zur gewünschten Menge kombinieren. 5 ml sind etwa ein Teelöffel oder 125 Tropfen. Sie können Vorverdünnungen (bereits verdünnt und gebrauchsfertig) in anderen Behältern herstellen, indem Sie die Verdünnungsmethoden auf *Seite 45* anwenden oder Sie nach Bedarf verdünnen, dann wenn Sie das Öl verwenden. Auf den folgenden Seiten finden Sie Anwendungsvorschläge.

Inhalationsmischung:
Gleiche Anteile von Lavendel, Teebaum und Eukalyptus.

"Frank-n-Mint" Mischung für einen klaren Kopf:
Gleiche Anteile von Weihrauch und Pfefferminze.

Magen-Darm-Trakt-Support:
1 Tropfen Ingwer, je 2 Tropfen Lavendel und Pfefferminze.

Beruhigende Mischung:
Je 1 Tropfen Majoran und Weihrauch, je 2 Tropfen Lavendel und Orange.

Konzentration:
Je 1 Tropfen Basilikum und Pfefferminze und 2 Tropfen Zedernholz und Zypresse.

Grundlegende Richtlinien

Die ätherischen Öle sollten immer mit einem Träger, wie fraktioniertes Kokosöl, Pflanzenöl, Gel, mit einer Lotion, einer Salbe oder auch mit Butter verdünnt werden, es sei denn, es wird eine unverdünnte Anwendung vorgegeben.

Vermeiden Sie die Verwendung von Mineralöl oder Vaselinc. Ihre Moleküle sind groß und verhindern vermutlich die Aufnahme von ätherischen Ölen über die Haut.

Verwenden Sie ätherische Öle, die auf ihre Reinheit und therapeutische Qualität getestet wurden. Sie werden einen besseren Erfolg und ein geringeres Risiko für Nebenwirkungen haben. *Siehe Qualität Seite 83.*

Lagern Sie die Flaschen zum Aufbewahren an einem kühlen, dunklen und trockenen Ort.

Benötigt werden:

» 5 dunkle Glasflaschen (zum Aufbewahren) mit Tropfenspendern in der Größe 5, 10 oder 15 ml
» Quetschflaschen und Roll-On Flaschen zur Vorverdünnung, wenn gewünscht
» die aufgelisteten Materialien aus den Abschnitten *Reinigung* (*ab Seite 56*) und *Weitere Anwendungen* (*ab Seite 65*)

Anbei eine Auflistung von ätherischen Ölen mit der Angabe der Bereiche und Mischungen, in denen sie verwendet werden können:

Legende:

- ^ 5 Einfache DIY-Mischungen
- ~ Zum Kochen
- < Zum Reinigen
- + Weitere Anwendungen

» Basilikum Ocimum basilicum ^ +
» Bergamotte Citrus bergamia +
» Zedernholz Juniperus virginiana ^ +
» Koriander Coriandrum sativum ~
» Zypresse Cupressus sempervirens ^ +
» Eukalyptus Eucalyptus radiata ^ <
» Weihrauch Bosweilia frereana oder carterii ^ +
» Ginger Zingiber officinale ^ ~ +
» Lavendel Lavandula angustifolia ^ < +
» Zitrone Citrus limon ~ <
» Zitronengras Cymbopogonflexuosa ~
» Limette Zitrus aurantifolia ~ < +
» Majoran Origanum majorana ^ +
» Oregano Origanum vulgare <
» Pfefferminze Mentha piperita ^ +
» Rosmarin Rosmarinus officinalis <
» Süßorange Citrus sinensis ^ ~
» Teebaum Melaleuca alternifolia ^ <
» Thymian Thymus vulgaris ^ <

Hinweis: Auf den allgemeinen Namen jedes ätherischen Öls folgt sein lateinischer/botanischer Name, um sicherzustellen, dass das richtige ätherische Öl verwendet wird. Es kann viele Pflanzenarten geben, alle in derselben Gattung, aber mit unterschiedlicher chemischer Zusammensetzung. Zum Beispiel hat die Gattung Lavandula, allgemein als Lavendel bezeichnet, 39 bekannte Arten. Einige davon sind: Großer Speik (*latifolia*), Echter Lavendel (*angustifolia*) und Lavandin (*hybrida*). Die Gattung Thymus, allgemein Thymian genannt, hat 350 Arten. Nicht alle Pflanzenarten einer aromatischen Gattung werden für die Verwendung in der Aromatherapie destilliert.

Anleitung für die Verwendung von ätherischen Ölen

Inklusive der fünf einfachen DIY-Mischungen zum Selbermachen

Ätherische Öle sind am effektivsten, wenn sie bei ersten Anzeichen einer Störung des normalen Gleichgewichts des Körpers eingesetzt werden.

Die fünf einfachen DIY-Mischungen sind ein guter Anfang. Sollten Sie nicht die gewünschten Ergebnisse erzielen, probieren Sie andere ätherische Öle aus, bis Sie ein Öl finden, das Ihre Beschwerden lindert. Lassen Sie sich nicht entmutigen und haben Sie keine Angst vor Experimenten. Es ist schwer, „einen Fehler zu machen“, wenn sichere Öle verwendet werden (siehe Listen) und sichere Verhaltensweisen eingehalten werden. In diesem Abschnitt werden Sie sehen, dass DIY-Mischungen oft für andere Beschwerden vorgeschlagen werden, als für die

Symptome, für die sie ursprünglich vorgesehen sind, da sie aufgrund ihrer vielfältigen aktiven Eigenschaften vielseitig einsetzbar sind.

Manchmal denken die Leute: „Mein Freund benutzt diese ätherische Ölmischung für folgende Symptome .... Ich habe die gleichen Beschwerden, also werde ich auch diese Mischung benutzen." Auch wenn die Symptome ähnlich erscheinen, können die Ursachen für die Beschwerden andere sein. Manche Menschen benötigen ein bestimmtes ätherisches Öl oder eine bestimmte Mischung, um ihr Gleichgewicht wiederherzustellen, andere brauchen wiederum ein anderes Öl. Beachten Sie auch, dass Ihr Körper bei den gleichen Symptomen vielleicht nicht immer auf das gleiche Öl reagieren wird.

Dosierung und Verdünnung für die praktische Anwendung: Bei kleinen Körperbereichen wie die Brust oder der Nacken eignet sich die Einzelverdünnung (konzentriert). Die Basisverdünnung ist für größere Flächen gedacht.

Dosis für Erwachsene: 1-6 Tropfen verdünnt wie folgt:

Basisverdünnung 2%: 2-3 Tropfen ätherisches Öl pro 5 ml Trägeröl.
Einzelverdünnung 4%: 4-6 Tropfen ätherisches Öl pro 5 ml Trägeröl (1-2 Tropfen ätherisches Öl pro 2,5 ml Trägeröl).

Dosis für empfindliche Personen*: 1-3 Tropfen verdünnt wie folgt:

Basisverdünnung 1% = 1 Tropfen ätherisches Öl pro 5 ml Trägeröl.
Einzelverdünnung 2% = 2 Tropfen ätherisches Öl auf 5 ml Trägeröl (1 Tropfen auf 2,5 ml Trägeröl).

**Babys, Kinder, schwangere Frauen, gebrechliche oder ältere Menschen, Menschen mit empfindlicher Haut, geschwächtem Immunsystem oder schwerwiegenden gesundheitlichen Problemen.*

Weitere Hinweise: FCO ist fraktioniertes Kokosnussöl (Trägeröl). Befolgen Sie die oben genannten Empfehlungen. Beginnen Sie mit der kleinsten Dosis. Zögern Sie nicht! Greifen Sie gleich nach ätherischen Ölen und handeln Sie schnell.

Beschwerden

Spannungskopfschmerzen und Nackenverspannungen:
Tragen Sie die verdünnte „Frank-n-Mint" Mischung auf die Schläfen, die Stirn, hinter den Ohren und/oder auf dem Nacken auf. Bei Bedarf können Sie die Mischung wiederholt auftragen. Vorgefertigte Mischungen für Verspannungen und Schmerzen sowie beruhigende Mischungen sind ebenfalls erhältlich. Pfefferminzöl und Lavendelöl können auch einzeln effektiv sein.

Nachdem mir eines Tages ein schwerer Gegenstand auf den Hinterkopf gefallen war und ich das Gefühl hatte, dass ich gerade eine schlimme Achterbahnfahrt hinter mir habe, benutzte ich „Frank-n-Mint" und Arnika-Gel auf der Stelle, um meinem Körper zu helfen, seinen normalen ausgeglichenen Zustand wiederherzustellen. Innerhalb einer Stunde hatte sich mein Magen beruhigt und das Schwindelgefühl war verschwunden und kehrte nicht mehr zurück.

Insektenstiche und -bisse:
Anstelle oder zusätzlich zu der typischen Wasser- und Natronpaste, die häufig für Bienen- und Wespenstiche verwendet wird, tragen Sie von der „Frank-n-Mint" Mischung 1 Tropfen pur (unverdünnt) direkt auf den Stich auf, um Linderung zu bringen und einen ausgeglichenen

Flüssigkeitshaushalt im umliegenden Gewebe zu erhalten. Ich trage diese unverdünnte Mischung zur sofortigen Verwendung in einem Mini-Glaszerstäuber oder einer kleinen Roll-On Flasche bei mir. Erfahrungsgemäß reicht eine Anwendung aus, um die Beschwerden schnell zu lindern und keine weiteren Beschwerden zu bekommen. Auch Arnika-Gel kann hilfreich sein. Sie können bei Stichen und Bissen auch versuchen, die Mischung zum Inhalieren oder die beruhigende Mischung zu benutzen. Verdünnen Sie die Mischung nach Bedarf und wenden Sie sie erneut an, wenn die Beschwerden anhalten. Verwenden Sie die Mischung nicht unverdünnt.

Überbeanspruchte oder schmerzende Muskeln:
„Frank-n-Mint" kann in der Einzelverdünnung Abhilfe schaffen. Für besonders wunde Stellen empfiehlt sich am ersten Tag, Eis zu verwenden. Wenn Sie dann am Folgetag ätherische Öle auftragen, kann die zusätzliche Anwendung von Wärme dabei helfen, dass die Wirkung tiefer eindringt und sich die Muskeln beruhigen. Die Mischung für die Konzentration kann bei schmerzenden Muskeln auch hilfreich sein.

Beschwerden an Ohren, Nase und Hals

Überschüssiger Nasenschleim:
Anstatt darauf zu warten, dass die Symptome vergehen, benutzen Sie die Inhalationsmischung gleich bei den ersten Anzeichen folgendermaßen: geben Sie 1-3 Tropfen unverdünnt auf die Bettwäsche, 30-40 cm vom Kopf der betroffenen Person entfernt, wenn sie schläft, oder geben Sie einen Tropfen auf die Kleidung im Schulterbereich (wenn

es die Kleidung nicht durchnässt), wenn die Person wach ist. Es fördert einen ausgeglichenen Schleimfluss und scheint, nach meiner Erfahrung, das Fortschreiten in die Nebenhöhlen, Ohren oder der Brust zu stoppen.

Diese Mischung war die erste, die ich ausprobiert habe, als ich anfing, ätherische Öle zu verwenden. Ich wollte für meine älteren Kinder etwas anderes finden als die hausgemachte Salzlösung, die ich ihnen in die Nase gesprüht habe, um sie von überschüssigem Schleim zu befreien - denn das war für uns alle eine unangenehme Erfahrung! Es hat so gut funktioniert, dass ich es auch bei meinen nachfolgenden Neugeborenen verwendet habe - nur 1 Tropfen wie oben angegeben. Am effektivsten ist es, wenn es von Anfang an angewendet wird. Diese Mischung stammt aus dem klassischen Buch The Complete Book of Essential Oils & Aromatherapy von Valerie Ann Worwood, 1st edition.

Die Verwendung von 2-6 Tropfen der Inhalationsmischung im Wasser eines Kaltnebel-Befeuchters in der Nähe der betroffenen Person, während sie sitzt oder schläft, kann ebenfalls hilfreich sein. Um eine klare Atmung für Erwachsene und Kinder ab 7 Jahren zu fördern, verwenden Sie die Inhalationsmischung in einer einfachen Verdünnung, die über die Nebenhöhlen gerieben wird, und seien Sie sehr vorsichtig um die Augen herum.

Leichte Halsschmerzen durch Schlafmangel oder andere Einflüsse: Um das Unwohlsein zu lindern, mischen Sie 15 ml Honig mit 1-3 Tropfen ätherischem Zitronenöl in einer Keramik-Tasse oder einer Thermoskanne aus Edelstahl. Fügen Sie etwas warmes Wasser hinzu und rühren Sie um, um den Honig zu lösen. Füllen Sie die Mischung mit 240-500 ml warmem Wasser auf. Rühren oder schütteln Sie jedes Mal vor dem Trinken. Meine Kinder lieben diese Mischung. Sie bereiten sie oft für sich selbst zu und nehmen sie sogar mit zur Schule.

Unterstützung der Atemwege:
Verwenden Sie 1-3 Tropfen der Inhalationsmischung oder einer anderen Mischung für die Atemwege, kombiniert mit 3 Tropfen Limette in einem Kaltnebel-Befeuchter oder in einem Diffusor für ätherische Öle. Dies hat meine Atemwege unterstützt. Beim ersten Anzeichen eines Kitzelns im Hals lasse ich einen Diffusor mit dieser Mischung für ein oder zwei Nächte laufen, um Linderung zu bringen und das Wohlbefinden zu erhalten.

Saisonale Atemwegsbeschwerden:
Für diese häufigen Symptome aufgrund saisonaler Bedingungen, ist eine übliche Mischung, die Vielen Erleichterung bringt, folgende: je 2 Tropfen von Lavendel, Zitrone und Pfefferminze in einer leeren Gelkapsel, aufgefüllt mit FCO, dann mit einem ganzen Glas Wasser schlucken. Zum Essen einnehmen, um das Aufstoßen der ätherischen Öle zu vermeiden. Dies kann bei Bedarf bis zu 3 Mal täglich wiederholt werden. Für den besten Erfolg zur Aufrechterhaltung des Gleichgewichts der Atemwege sollten Sie 1-2 Kapseln pro Tag einnehmen, wenn die saisonalen Beschwerden anhalten. Die Mischung kann auch zerstäubt werden.

Leichte Ohrenbeschwerden:
Verwenden Sie die Inhalationsmischung oder Basilikum verdünnt und reiben Sie es von vorne und hinten um die Ohren und an der Kieferlinie entlang. Um die Beschwerden zu lindern, können Sie auch einen Tropfen der Inhalationsmischung oder einen Tropfen Basilikum unverdünnt auf einen Wattebausch geben und dann ins Ohr stecken, sodass das Öl über dem Gehörgang positioniert ist, ohne dass das Öl die Haut berührt (Wattebausch nicht in den Gehörgang stecken!).

Verstopfung:
Verwenden Sie 3-5 Tropfen der Inhalationsmischung in kochendem Wasser. Beugen Sie Ihr Gesicht über das Wasser und bedecken Sie den Kopf mit einem Handtuch. Atmen Sie bei geschlossenen Augen den Dampf durch die Nase ein. Halten Sie Taschentücher bereit.

Das Reinigen von Wunden

Reinigen Sie eine Schnittwunde oder einen Kratzer mit einer Mischung aus 200-240 ml Wasser, je 4 Tropfen Lavendel- und Teebaumöl und 5 ml Flüssigseife. Sie können diese Mischung auch ohne Seife in eine Sprühflasche geben und auf die Wunde sprühen, um sie sauber zu halten und die Haut bei der Heilung zu unterstützen. Vor jedem Gebrauch gut schütteln oder einen Emulgator verwenden.

Einem Kunden mit einem sehr kleinen Spinnenstich gab ich eine Einzelverdünnung aus gleichen Anteilen Oregano und Weihrauch. Er wandte es oft um die Stelle herum und auf den Verbänden an, um die Haut zu reinigen und zu heilen. Drei Tage später war die Schwellung verschwunden. Die Wunde war trocken und er fühlte sich deutlich besser.

Frieden und Zufriedenheit

Für das Wohlbefinden ist es wichtig, jeden Tag nach draußen zu gehen, auch an bewölkten oder regnerischen Tagen. Frische Luft, Sonnenschein und leichte Bewegung helfen dem Wohlbefinden.

Ätherische Öle zur emotionalen Unterstützung können wie folgt verwendet werden:

» 5-6 Tropfen in einem Diffusor für ätherische Öle in Ihrem Wohn- oder Arbeitsbereich

» 4-5 Tropfen zum Meersalz in eine Glasschale in Ihrer Nähe geben

» 15-20 Tropfen auf einem Inhalationsdocht

» 1-2 Tropfen auf ein duftfreies Inhalationspflaster, das dann auf die Brust aufgeklebt wird, um 6-10 Stunden lang unauffällig getragen zu werden (oder für prä- oder postoperative Zwecke)

Schlechte Laune:

Versuchen Sie, die „Beruhigende Mischung“, „Konzentrations-Mischung“ oder „Frank-n-Mint“ Mischung. Viele andere beruhigende, belebende oder anregende Mischungen wirken ebenso gut. Meine Lieblingsbeschäftigung, wenn ich schlechte Laune habe ist es, einfach meine Box mit ätherischen Ölen zu öffnen und tief einzuatmen. Es hilft mir immer, mich zu motivieren.

Länger anhaltende schlechte Laune, Unzufriedenheit oder Schwerfälligkeit:
Die verdünnte „Frank-n-Mint" Mischung kann belebend und beruhigend wirken, wenn sie auf den Nacken oder die Brust aufgetragen oder hinter den Ohren und entlang der Seiten des Halses hinunter gestrichen wird. Sie kann auch auf die Handgelenke oder den Handrücken aufgetragen werden, wo sie leicht erschnuppert werden kann. Diese ansprechende Mischung ist warm und beruhigend aber auch hell und fröhlich. Als ich sie einmal bei einem Familientreffen teilte, ging jemand anderes mit ihr nach Hause, weil er sie „haben musste!" Viele der weiter oben erwähnten Mischungen können ebenfalls helfen.

Vorübergehende Angst vor einer Situation wie z.B. Prüfungsangst:
Versuchen Sie, die „Beruhigende Mischung", „Konzentrations-Mischung" oder „Frank-n-Mint" Mischung mit einer der oben genannten Methoden. Ein Mädchen im Teenageralter, das ich kenne, benutzt z.B. eine Zitrusmischung auf einem Armband, das sie trägt.

Gelegentliche Schlaflosigkeit und für einen erholsameren Schlaf:

Verwenden Sie die „Beruhigende Mischung" kurz vor dem Schlafengehen, mit 1 Tropfen verdünnt über dem Herzen oder etwa 2-4 Tropfen in einem Diffusor neben dem Bett. Sie können auch Lavendel oder eine andere beruhigende Mischung versuchen.

Eine weitere Möglichkeit, sich auf einen erholsamen Schlaf vorzubereiten, ist ein warmes Bad zu nehmen. Mischen Sie 6 Tropfen des Öls oder der Mischung Ihrer Wahl mit 5 ml Flüssigseife, schwenken Sie es im Wasser und lassen Sie es eine Weile einweichen. Warmes Wasser, das ungefähr der Körpertemperatur entspricht, soll am entspannendsten sein.

Konzentration oder Beruhigung:
Geben Sie von der „Konzentrations-Mischung" 4-6 Tropfen in einen Diffusor oder tragen Sie die Ölmischung verdünnt auf die Brust, die

Unterseite der Füße und/oder entlang der Wirbelsäule bis zur Basis des Schädels auf.

Zitrusölkombinationen werden häufig verwendet, um die Konzentration und die Produktivität zu fördern. Probieren Sie 4-6 Tropfen Ihrer Lieblingsmischung in einem Diffusor, wenn Ihre Kinder von der Schule nach Hause kommen, um sie zu beruhigen, zu beleben und für die Hausaufgaben vorzubereiten. Es gibt Mischungen für Ausgleich, Beruhigung, Konzentration und Energiezufuhr, die viele Menschen für effektiv halten.

Unaufmerksamkeit und Ablenkung sind Probleme, mit denen viele Menschen zu kämpfen haben. Nach meiner Erfahrung gibt es einige einfache, wenn auch schwierige Maßnahmen, die einen großen Unterschied machen können. Erstens: Vermeiden Sie alles, was künstlich ist - Aromen, Süßstoffe und vor allem Farbstoffe. Konzentrierter Zucker in jeglicher Form (Säfte und Sirup - insbesondere Maissirup) sollte vermieden werden. Schließlich ist es von Vorteil, raffinierte Kohlenhydrate in der Ernährung zu reduzieren (d. h. Weißmehl und Zucker).

Gelegentliche Übelkeit, Verdauungsstörungen oder Blähungen

Probieren Sie die Magen-Darm-Trakt-Support Mischung, Pfefferminze oder eine beliebige Verdauungsmischung, die verdünnt auf den Oberbauch und den unteren Rücken aufgetragen wird. Wenn der Geruch bei Ihnen Übelkeit verursacht, können Sie die Mischung auch auf die Fußsohlen auftragen. Ingwer, 1-2 Tropfen, verdünnt mit einem Teelöffel FCO, kann ebenfalls verwendet werden.

Einige Leute nehmen 1-3 Tropfen Magen-Darm-Trakt Support in einer Gel- oder vegetarischen Kapsel mit mehreren zusätzlichen Tropfen FCO ein. Ich verwende manchmal eine verdauungsfördernde Mischung, die in Softgels gekauft wird, weil sie geruchlos ist und keinen Nachgeschmack hat. Wenn Sie ätherische Öle in irgendeiner Form schlucken, trinken Sie viel Wasser oder nehmen Sie sie mit Nahrung ein.

Versuchen Sie, Ingwer oder Pfefferminze direkt aus der Flasche zu inhalieren. Für eine Freundin, die gelegentlich an Morgenübelkeit leidet, habe ich einen Teelöffel Meersalz in eine kleine Plastikflasche gefüllt und 6 Tropfen Ingwer hinzugefügt. Sie trug die Flasche bei sich, um daran zu schnuppern, wann immer sie eine Linderung von Übelkeit brauchte. Sie ersetzte regelmäßig das Salz und fügte weitere Tropfen Ingwer hinzu. Ein Inhalator kann hier auch benutzt werden. Kardamom ist ein weiteres wirksames ätherisches Öl zur Linderung von Übelkeit.

Es hat sich gezeigt, dass bei Übelkeit die Verwendung einer Mischung aus ätherischen Ölen besser sein kann, als die Verwendung eines einzelnen Duftes. Dies ist, um die Möglichkeit zu verhindern, dass der Person schlecht wird, falls sie später diesen einzelnen Duft riecht, insbesondere einen, der häufig vorkommt. Sie könnten es mit je 1 Tropfen Ingwer und Pfefferminze plus 4 Tropfen Zitrone versuchen.

Schwindel durch übermäßige Bewegung oder andere häufige Vorkommnisse:

Verwenden Sie die Inhalationsmischung oder den Magen-Darm-Trakt Support verdünnt. Reiben Sie es bei Erwachsenen auf die Schläfen (vermeiden Sie die Augen), um die Ohren herum, entlang der Kieferlinie und von den Ohren abwärts in den Nacken. Reiben Sie ein wenig davon bei Kindern auf der Rückseite des Halses ein.

Umweltfreundliches Reinigungsensemble

Produkt – und Zubehörliste:

Die ätherischen Öle für die Herstellung der Produkte sind auf der ersten Seite des Abschnitts „Praktische Anwendungen" aufgeführt.

- » Oberflächendesinfektionsmittel - In meiner Küche aufbewahrt
- » Allzweckreiniger - Bad- und Herdplattenreiniger
- » WC-Gelreiniger
- » Fenster-/Glasreiniger
- » Natronstreuer
- » Ätherisches Zitronenöl - Ich habe eine Flasche davon bei meinem Reinigungszubehör.Schwamm und alte Zahnbürste (für kleine Flächen)
- » Glasreinigungstuch
- » Papierrollen zum Abwischen der Toilette, wenn Sie dies dem Toilettenpapier vorziehen.
- » Eine 240 ml Spritzflasche
- » Sprühflaschen: eine 350 ml, zwei 500 ml (Glas oder Kunststoff)
- » Alkohol-Isopropyl (zum Reinigen)
- » Backpulver
- » Borax
- » Flüssige Kastilseife - geruchlos
- » Waschsoda
- » Weißer Essig
- » Xanthan

Gegenstände, die benötigt werden, um weitere Produkte herstellen zu können:

- » 120 ml Sprühflasche (Glas oder Kunststoff)
- » Großbehälter (mind. 1 Liter Fassungsvermögen)
- » Hafermehl, Milchpulver, Meersalz, Bittersalz, Maisstärke und Himalaya-Salz

Rezepte

Oberflächendesinfektionsmittel:

4 Tropfen Lavendel, 2 Tropfen Rosmarin, 1 Tropfen Oregano in eine 350 ml Sprühflasche mit Wasser (Leitungswasser ist ausreichend) geben.

Schreiben Sie das Rezept auf ein Etikett und befestigen Sie es zur besseren Übersicht an der Flasche.

Auf jede beliebige Oberfläche sprühen, kurz einwirken lassen und mit einem feuchten Tuch abwischen. Es eignet sich hervorragend, um die Arbeitsflächen nach der Fleischzubereitung zu desinfizieren. Verwenden Sie es an Lichtschaltern und Türgriffen. Sie können es auch auf Granit verwenden.

Ich sprühe es auf Äpfel und wische sie dann ab, um sie zu reinigen. Sie können es auch auf widerspenstiges Haar sprühen, bevor Sie es bürsten. Es erfrischt es auch.

Vermeiden Sie die Verwendung bei Geräten mit bedruckten Etiketten oder Zifferblättern. Der Druck kann sich abnutzen.

Allzweckreiniger:

475 ml heißes Wasser, 10 g Borax (auflösen lassen), 15 ml weißer Essig, ätherische Öle: 10 Tropfen Lavendel, 10 Tropfen Eukalyptus, 3 Tropfen Teebaum. Alles in einer 500 ml Sprühflasche mischen.

Ich sprühe es auf meine Kochplatte und lasse es eine Weile einwirken, dann wische ich es weg. Manchmal streue ich etwas Backpulver darüber, um zusätzliche Scheuerkraft zu erzeugen.

Es funktioniert hervorragend, wenn man es auf den Boden um die Toilette herum und auf die Oberflächen der Toilette aufsprüht. Mit Toilettenpapier oder Papierhandtüchern abwischen. Sie können es auf Arbeitsflächen, Waschbeckenarmaturen und auch zum Reinigen der Wanne verwenden.

Einfacher Badewannenreiniger:

Backpulver, 1-2 Tropfen Zitrone.

Geben Sie das Backpulver in einen Streudosenbehälter, damit Sie es leicht in die Spüle streuen können. Dann träufeln Sie die Zitrone ein und schrubben Sie mit einem kaum feuchten oder gut ausgewrungenem Schwamm oder Geschirrtuch. Danach mit reichlich Wasser nachspülen.

Fenster-/Glasreiniger:

65 ml Reinigungsalkohol, 400 ml Wasser, 5-10 Tropfen Zitrone oder Limette in eine 500 ml Sprühflasche füllen.

Sprühen Sie die Mischung auf Fenster oder Spiegel und polieren Sie sie mit einem sauberen, trockenen Tuch.

WC-Gelreiniger:

Wichtig! Befolgen Sie die Anweisungen genau. In einer kleinen Schüssel mit 130 ml heißem Wasser 17 g Waschsoda und 7,5 g Borax vollständig auflösen. In einem großen flüssigen Messbecher 7,5 ml flüssige Kastilseife und die Tropfen des ätherischen Öls mischen: 8 Tropfen Oregano, 6 Tropfen Limette , 3 Tropfen Teebaum. Fügen Sie 65 ml Wasser hinzu und rühren Sie um, um die Seife aufzulösen. Fügen Sie die Heißwassermischung hinzu. Beginnen Sie mit dem Mischen mit einem Handrührgerät oder einem Stabmixer und geben Sie 1 g Xanthan hinzu. 30 Sekunden lang mischen. In eine 240 ml Spritzflasche füllen.

Tragen Sie etwas unter den Rand der Toilette und um die Toilettenschüssel herum auf. Lassen Sie es einen Moment vor und nach dem Schrubben einwirken und betätigen Sie dann die Spülung.

Abflussreiniger:

65 g Natron, 130 ml trüber oder klarer Apfelessig, 1 Liter kochendes Wasser

Geben Sie das Backpulver in den Abfluss, gefolgt von dem Essig. Lassen Sie es ein wenig sprudeln und gießen Sie dann das kochende Wasser nach. Dies funktioniert hervorragend, wenn Ihr Abfluss langsam zu verstopfen beginnt oder schlecht riecht. Wenn er wirklich verstopft ist, können Sie ein Rohrreinigungsgerät verwenden, um Haare oder andere

Reste herauszuziehen und dann mit dem Abflussreiniger nacharbeiten. Einige Leute verschließen während der Einwirkzeit den Abfluss mit einem Lappen. Ich stelle einfach den Behälter mit kochendem Wasser auf meinen flachen Duschablauf. Natürlich können Sie auch eine Ablassschraube verwenden, wenn es eine gibt.

Wenn Sie möchten, dass es schneller gut riecht, geben Sie 5 oder 6 Tropfen ätherisches Öl nach dem Backpulver, aber vor dem Essig hinzu.

Wäscheauffrischer:

6-10 Tropfen Teebaum, Rosmarin oder eine Reinigungsmischung in das flüssige Waschmittel mischen oder auf das Waschpulver geben, bevor sie es der Waschladung hinzufügen.

Kochen

Die einfachste Art, ätherische Öle beim Kochen zu verwenden ist, mit den Zitrusölen zu beginnen. In vielen Rezepten gibt es Zitrusschalen und Extrakte. Die meisten können durch ätherische Öle ersetzt werden.

Schichttorte oder Cupcakes
Ergibt einen Kuchen mit 2 Schichten oder 24 Cupcakes.

Den Ofen auf 175 Grad vorheizen. Den Boden und die Seiten von zwei 23 cm oder drei 20 cm großen Kuchenformen mit Butter bestreichen. Den Boden mit Backpapier bedecken, das Backpapier mit Butter bestreichen und dann das Mehl über die Kuchenformen sieben, danach wenden, um überschüssiges Mehl zu entfernen.

- 140 g ungesalzene weiche Butter
- 250 g Zucker
- 7-10 Tropfen Zitronen-, Limetten- oder Orangenöl*
- 4 Eier
- (*Oder: 5 ml Vanilleextrakt, 10 g Orangenschalenabrieg und 1 g Mandel-Extrakt)

Mit einem Elektrorührgerät die Butter glattrühren. Nach und nach den Zucker hinzufügen. Auf kleiner Stufe 3-4 Minuten verrühren. Fügen Sie die ätherischen Öle nach Belieben hinzu. Der Teig sollte etwas intensiver schmecken als der Kuchen schmecken soll. Die Eier einzeln unterrühren.

Die folgenden Zutaten mischen und dann die Buttermischung zugeben:

- » 200 ml Milch, nach und nach zugeben. Nur so lange rühren, bis der Teig glatt ist.
- » 300 g Mehl
- » 12 g Backpulver
- » 1,5 g Salz

Den Teig in die Formen geben und ca. 25 Minuten backen. Sie können mit einem Zahnstocher testen, ob der Kuchen fertig ist. Auf einem Rost 5 Minuten lang abkühlen lassen, dann aus der Kuchenform lösen und auf ein Rost stürzen. Wieder umdrehen, damit der Kuchen vor dem Glasieren vollständig abkühlen kann.

Zitrus-Buttercreme Glasur

Ergibt genügend Glasur und Füllung für 1 Schichtkuchen (23 cm) oder 24 Cupcakes.

- » 115 g ungesalzene weiche Butter
- » 460 g Puderzucker
- » 75 ml Sahne oder Milch. Halten Sie etwas Reserve bereit, falls die Glasur zu dick sein sollte.
- » 10-15 Tropfen ätherisches Limettenöl - Sie können nach Belieben auch ätherisches Zitronen- oder Orangenöl verwenden. (Wenn Sie keine ätherischen Öle verwenden, fügen Sie 10 ml Vanilleextrakt hinzu).

Verwenden Sie eine Gabel oder einen Elektromixer, um die Butter cremig zu rühren. Nach und nach den Zucker abwechselnd mit der Sahne hinzufügen und nach jeder Zugabe gut verrühren.

Vanilleextrakt oder ätherisches Öl unterrühren. Wenn die Glasur zu dick ist, um sie zu verteilen, geben Sie etwas mehr Sahne hinzu. Am besten fügen Sie schrittweise 5 ml hinzu, bis die Glasur die richtige Konsistenz erreicht. Wenn sie zu dünn ist, können Sie sie in den Kühlschrank stellen, damit die Butter etwas aushärtet.

Hühner-Kokosnuss-Suppe „Tome kah gai“

Bereiten Sie alle Zutaten im Voraus vor.

In einer großen Schüssel, die nicht aus Plastik besteht mischen Sie: 6 Tropfen Limettenöl, 2 Tropfen Ingweröl, 30 ml weißer Essig, 8 g Zucker, 30 ml Fischsauce, 2 grüne Zwiebeln (sehr dünn geschnitten, quer) und 10 g grob gehackter *frischer Koriander (oder ätherisches Korianderöl zum Schluss).

In einem mittleren Topf je 390 ml ungesüßte Kokosmilch und Hühnerbrühe mischen und bei mittlerer bis starker Hitze zum Köcheln bringen.

340 g Huhn dazugeben, in große mundgerechte Stücke schneiden.

85 g dünn geschnittene frische Champignons.

Langsam aufkochen und etwa 10 Minuten köcheln lassen, bis das Huhn durchgekocht ist.

Fügen Sie die letzten ätherischen Öle hinzu, indem Sie 2 Zahnstocher ins Zitronengrasöl und 1 Zahnstocher ins Korianderöl tauchen (*wenn Sie keinen frischen Koriander verwenden) und dann jeden Zahnstocher in die Suppe tunken. Entsorgen Sie die Zahnstocher danach. Die Suppe in die Servierschüssel geben und gut umrühren.

Auf Wunsch mit etwas gehacktem Koriander bestreuen. Heiß servieren. Für 4-6 Personen.

EXTRAS

Duft-Spritzer

In eine 120 ml Sprühflasche, die mit Wasser gefüllt ist und Platz für den Aufsatz lässt, fügen Sie Folgendes hinzu:

- » 8-18 Tropfen des von Ihnen gewählten ätherischen Öls oder einer Mischung, oder verwenden Sie folgende:
- » 5 Tropfen Limette
- » 2 Tropfen Ingwer
- » 2 Tropfen Majoran

Die Zugabe von ätherischen Ölen zu Wasser kann ihren Duft etwas verändern, also experimentieren Sie! Vor jedem Gebrauch gut schütteln. Dies ist ein einfache hezrustellendes Geschenk und die Variationsmöglichkeiten sind endlos.

Optionale Zusätze: Optiphen (Konservierungsmittel), Solubol (Emulgator). Beide sind sicher.

Verwöhn-Badesalz

Dieses göttliche Badesalzrezept wurde von Nancy d'Angelo formuliert. Sie wünscht „allen, die es benutzen, ein gutes, ruhiges, stressfreies Erlebnis". Mindestens 30 Minuten einwirken lassen. Eine Stunde ist empfehlenswert. Bereichern Sie das Erlebnis mit sanfter Musik, Schokolade, Kerzen, einem guten Buch oder was immer Ihnen gefällt.

- 90 g gerollte, fein gehackte Haferflocken im Mixer
- 65 g Milchpulver
- 575 g Meersalz (nicht jodiert)
- 290 g Bittersalz
- 30 g Maisstärke
- Etwas Himalaya-Salz (energiespendend)

Zur Entspannung: Bergamotte, Zedernholz, LavendelBei Schlaflosigkeit: Lavendel, Majoran

Bei Angst/Nervosität: Basilikum, Bergamotte, Zypresse, Weihrauch, Lavendel, Pfefferminze

Kombinieren Sie 55 g der Mischung mit 5-7 Tropfen der ätherischen Öl-Vorschläge oben. Geben Sie die Mischung in einen Nylonbeutel, falls gewünscht, um Haferflockenpartikel in der Wanne zu vermeiden, während sich der Rest auflöst. Hängen Sie es an den Wasserhahn, damit das heiße Wasser hindurchlaufen kann, oder lassen Sie es direkt in die Wanne fallen.

Wie wichtig ist die QUALITÄT?

Die Qualität der ätherischen Öle ist sehr relevant! In der Tat ist sie das wichtigste Kriterium bei der Auswahl von ätherischen Ölen. Wenn einem ätherischen Öl absichtlich oder versehentlich etwas hinzugefügt oder entzogen wurde, ist es möglicherweise nicht so sicher oder wirksam, als wenn es völlig rein und potent wäre.

Reinheit bedeutet, dass es frei von minderwertigen Inhaltsstoffen, Verunreinigungen, oder Fremdstoffen ist, auch von einer anderen Pflanzenquelle. Eine häufige leichte Verfälschung ist, wenn ein ätherisches Öl nicht dem gewünschten chemischen Profil entspricht und dann mit einem natürlich vorkommenden Bestandteil aus einer anderen Pflanze „aufgewertet" wird, um den Prozentsatz des mangelhaften Bestandteils zu erhöhen. So ist es natürlich, aber nicht alle Bestandteile stammen aus einer einzigen pflanzlichen Destillation.

Potenz bezieht sich darauf, wie stark und effektiv ein ätherisches Öl ist. Es bezieht sich auf die natürlichen chemischen Bestandteile, die in jedem einzelnen ätherischen Öl in den Verhältnissen vorkommen, die als Standard für dieses Öl gelten. Sie können als die „aktiven Bestandteile" betrachtet werden. Als solche müssen sie genau sein. In einem reinen und potenten ätherischen Öl sind alle Inhaltsstoffe aktiv und arbeiten in Synergie miteinander. Es gibt keine inaktiven oder füllenden Komponenten.Die Herstellung eines reinen und potenten ätherischen Öls ist eine Kunst und eine Wissenschaft. Es erfordert Menschen mit Wissen und Können, um das richtige chemische Profil der Inhaltsstoffe zu erreichen. Jeder Aspekt ist wichtig, vom Anbau der richtigen botanischen Spezies unter idealen Umweltbedingungen - einschließlich Boden, Höhe, Feuchtigkeit und Klima - bis hin zur Ernte zum richtigen Zeitpunkt in der Entwicklung, in vielen Fällen sogar zur richtigen

Tageszeit. Schließlich muss es zu einem vorgeschriebenen Zeitpunkt nach der Ernte destilliert werden - bei manchen sofort, bei anderen erst nach einer Weile des Trocknens - und dann unter den idealen Bedingungen (einschließlich Temperatur und Zeit) für dieses bestimmte ätherische Öl destilliert werden. Danach sollte es sorgfältig gelagert werden, um die Reinheit zu erhalten und Qualitätsverluste zu vermeiden.

Mehr zum Thema Qualität und wie man sie bestimmt, erfahren Sie auf den folgenden Seiten.

WAS ist der Unterschied zwischen rein, therapeutisch, therapeutische Qualität, ätherischen Ölen aus biologischem Anbau und aus Wildwuchs?

Es gibt möglicherweise keinen großen Unterschied. Es gibt keine Industrienorm für ätherische Öle, da es kein Kontrollgremium für sie und somit KEINE offiziellen „Qualitäten" gibt. In Wirklichkeit kann jedes Unternehmen die ersten drei Begriffe für seine ätherischen Öle verwenden, unabhängig von der tatsächlichen Qualität des Produkts in der Flasche. Verbraucher von ätherischen Ölen müssen sich an das Mantra „Vorsicht beim Kauf" oder noch besser: „Bewusstsein beim Kauf" erinnern.

Es gibt eine breite Palette von Qualitäten, wenn es um ätherische Öle geht. Sie wird zum Teil durch die Fähigkeiten der Hersteller von ätherischen Ölen bestimmt, zum Teil durch den Standard, den jeder Züchter/Destillateur/jede Studie über die Verwendung ätherischer Öle und zum Teil durch die von ihnen beabsichtigte industrielle Nutzung -

Geruch und Aroma gelten als die wichtigsten Nutzungszwecke. Öle für diese Zwecke sind in der Regel von geringerer Qualität als solche, die für therapeutische Zwecke bestimmt sind.

Jedes Unternehmen für ätherisches Öl wählt oder definiert seinen eigenen Standard, führt alle Tests durch, die es wählt (falls vorhanden), und vergleicht die Ergebnisse mit seinem Standard.

Wenn jede Flasche ätherisches Öl entsprechend gekennzeichnet wäre, würden diese Begriffe Folgendes bedeuten:

Reine ätherische Öle werden wie beschrieben angebaut und richtig destilliert. Alles ist natürlich in ihnen, was bedeutet, dass sie nichts enthalten, was nicht zu den Inhaltsstoffen gehören sollte. Keiner der Bestandteile wurde mit natürlichen oder synthetischen Bestandteilen versetzt, um das gewünschte chemische Profil zu erreichen. Es wurde nicht mit einem preiswerteren, chemisch ähnlichen ätherischen Öl gestreckt, um die Gewinne bei einem teuren Öl zu steigern. Alle diese Verfälschungen kommen vor.

Therapeutische ätherische Öle sind rein und wirksam - das Ergebnis von richtigem Anbau, Ernte und Destillation. Sie können verwendet werden, um positive Veränderungen im Körper und in der Psyche hervorzurufen. Ein therapeutisches Öl ist viel hochwertiger als ein ätherisches Öl, das nur für den Duft hergestellt wird.

Therapeutische Qualität ist einfach ein Marketingbegriff (da es keine offiziellen „Qualitäten" gibt), um ein ätherisches Öl von höchster Reinheit und Wirksamkeit zu vermarkten.

Biologische ätherische Öle stammen von Pflanzen, die unter zertifizierten biologischen Bedingungen angebaut werden. Obwohl wünschenswert, garantiert es weder Reinheit, noch Potenz. Selbst wenn der richtige Pflanzentyp unter den idealen Umweltbedingungen angebaut wurde, um das richtige chemische Profil im ätherischen Öl zu erzeugen, muss er geerntet und richtig destilliert werden, um potent zu sein. Es gibt auch das Risiko einer Kontamination oder Fehlanwendung, die zu jedem Zeitpunkt während des Wachstums, der

Ernte, der Destillation oder der Lagerung auftreten kann und die die Reinheit beeinträchtigen kann.

Wild verarbeitete ätherische Öle werden aus Pflanzen destilliert, die in der Wildnis wachsen und geerntet werden und nicht angebaut werden. Sie können unglaublich gut sein. Aber auch hier garantiert es weder Reinheit noch Wirksamkeit, aus den gleichen Gründen wie die für ätherische Bio-Öle.

Markenbegriffe werden immer häufiger verwendet. Sie können Wörter wie zertifizierte, reine, therapeutische Qualität, medizinische Qualität, Pharmaqualität usw. verwenden. Einige Unternehmen führen mehrere Tests von Drittanbietern mit jeder neuen Ernte ätherischer Öle durch, die sie vor dem Kauf und der Abfüllung des Öls erhalten und andere machen das weniger. Daher sind einige Begriffe zulässig, während andere möglicherweise nicht so genau sind oder wenig über die Produktqualität aussagen.

Es ist bewundernswert, dass viele zuverlässige und erfahrene Unternehmen ihre empfindlichen Öle sorgfältig beziehen und dann GC/MS und andere Tests (*siehe Seite 73*) verwenden, um Reinheit und Qualität durch den Vergleich der Ergebnisse mit guten Standards zu überprüfen. Da ätherische Öle so beliebt sind, wird der Markt leider mit billigen, minderwertigen, verfälschten ätherischen Ölen von fragwürdigen Anbietern überschwemmt. Sie werden dann von ungebildeten, unerfahrenen oder skrupellosen Einzelhändlern gekauft, die überhaupt keine Tests durchführen, dem vertrauen, was auch immer ein Händler oder Destillateur testen mag, oder ihre eigenen Tests durchführen, aber keinen echten Standard haben, mit dem sie die Ergebnisse vergleichen – dies beweist also nichts.

WELCHE Qualitätsprüfungen können an ätherischen Ölen durchgeführt werden?

Zusammen mit der hohen Nachfrage nach ätherischen Ölen, hat eine Verbreitung von jungen Unternehmen und unethischen Lieferanten, sowie gepanschter und unreiner ätherischer Öle stattgefunden, die billiger zu kaufen sind. Dies hat die Notwendigkeit für seriöse Unternehmen geschaffen, eine Vielzahl von Tests durchzuführen, vorzugsweise durch Drittlabore, um die Echtheit und Reinheit der Öle zu bestimmen, deren Kauf sie in Betracht ziehen. Jeder Test liefert eine Momentaufnahme aus einer anderen Perspektive. Je größer die Vielfalt und Anzahl der Momentaufnahmen, desto vollständiger und wahrheitsgetreuer ist das endgültige Gesamtbild. Fragen Sie ein Unternehmen, ob es Tests durchführt, welches Labor sie durchführt, welche Erfahrung dieses Labor mit dem Testen von ätherischen Ölen hat und welche Tests durchgeführt werden. Die Erfahrung des Analytikers ist der Schlüssel zur genauen Beurteilung von ätherischen Ölen auf Reinheit und Potenz.

Organoleptische Tests sind die ältesten und immer noch relevanten Tests, die an ätherischen Ölen durchgeführt werden. Es erfordert zwangsläufig eine erfahrene und sachkundige Person. Diese Experten bewerten die Öle nach Geruch, Farbe, Berührung und eventuell nach Geschmack. GC/MS-Gaschromatographie/Massenspektrometrie kann von jedem analytischen Labor durchgeführt werden. Es trennt und quantifiziert die einzelnen Bestandteile in einer Probe eines ätherischen Öls zur Identifizierung und Überprüfung. Der Analytiker bestimmt dann, ob es dem erwarteten Profil für dieses spezifische Öl entspricht. Allerdings kann die GC/MS-Analyse nur von erfahrenen Analytikern, die Profile von reinen, unverfälschten ätherischen Ölen verwenden, durchgeführt werden, um die Reinheit zu bestimmen und Verfälschungen und nicht offensichtliche Verunreinigungen zu erkennen. Anhand dieser hochwertigen Profile, die mit den Ergebnissen von GC/MS und anderen Tests verglichen werden, können diese erfahrenen Analytiker feststellen, ob alle Bestandteile eines ätherischen Öls aus einer einzigen pflanzlichen Quelle stammen oder ob das ätherische Öl mit den „richtigen" Bestandteilen, entweder biologischen oder synthetischen Ursprungs, gepanscht wurde, um das erwartete Profil zu erfüllen. Biologische Verfälschungen, auch bekannt als ätherische Ölfraktionen, werden aus der gleichen Pflanzenart oder einer anderen Pflanze mit dem/den gleichen Bestandteil(en) destilliert, wie z.B. Linalool in Lavendel. Synthetische Bestandteile, die oft als „naturidentisch" bezeichnet werden, können aus erdölbasierten Vorläufern hergestellt werden, die aus den Kunststoffen, Nebenprodukten oder sogar Abfällen dieser Industrie stammen.

Ein ätherisches Öl kann vollständig aus synthetischen Bestandteilen „gebaut" sein. Sie können gleich oder ähnlich wie ein natürliches Öl riechen und sogar viele der erwarteten aktiven Eigenschaften haben, da sie aus den „richtigen" Chemikalien hergestellt sind. Was nicht bekannt ist, ist, welche anderen Wirkungen diese Fälschungen im Körper haben können, gute oder schlechte - ähnlich wie die negativen Nebenwirkungen, die durch die synthetischen „aktiven" Inhaltsstoffe in rezeptfreien und verschreibungspflichtigen Medikamenten verursacht werden können. Das Potenzial für negative Reaktionen auf synthetische ätherische Öle oder solche, die synthetische Bestandteile enthalten, kann zum Teil darauf zurückzuführen sein, dass ihnen eine Reihe von winzigen Bestandteilen fehlt, die in natürlichen ätherischen Ölen zu finden sind und die zu den positiven Wirkungen dieser Öle beitragen oder helfen, starke Bestandteile auszugleichen. Da diese kleinsten Biomarker nicht dupliziert werden können, sind sie in einem verfälschten ätherischen Öl verarmt und in einem vollständig synthetischen Öl nicht vorhanden. Das Zusammenspiel dieser biologischen und synthetischen Marker wird als Chemometrie bezeichnet. Jede Hinzufügung oder Substitution eines Öls verändert sie und wird vom erfahrenen Analytiker gebührend beachtet.

Mit einem anderen Aufbau, Fachwissen und analytischen Standards kann eine weitere GC/MS zum Nachweis von Pestiziden durchgeführt werden.

LC/MS-Flüssigchromatographie/Massenspektrometrie kann ein breiteres Spektrum an Pestiziden nachweisen als GC/MS allein. Der breiteste Bereich kann mit GC und LC im Tandem nachgewiesen werden, da keine der beiden Methoden allein alle Pestizide nachweisen kann. Die C14- oder Isotopenanalyse ist im Grunde die Kohlenstoffdatierung von ätherischen Ölen. Sie kann kleine Unterschiede in der isotopischen Kohlenstoffzusammensetzung nachweisen und zeigt, ob das Alter aller Bestandteile gleich ist. Ein Unterschied deutet auf eine Verfälschung eines „jungen" natürlichen Pflanzenöls mit „uralten" synthetischen Bestandteilen hin, die aus Jahrtausenden alten Erdölvorläufern hergestellt wurden.

Die Chiralitätsprüfung wird durchgeführt, um die Echtheit der chiralen Bestandteile (Spiegelbilder der gleichen Verbindung) in einigen ätherischen Ölen zu überprüfen. Dieser Test kann zeigen, ob eine Verbindung (z. B. Alpha-Pinen) aus einer natürlichen Quelle stammt oder synthetisch hinzugefügt wurde. Allerdings sind nicht alle Hauptbestandteile eines ätherischen Öls chiral, sodass andere Tests erforderlich sein können, um ein umfassenderes Bild von der Reinheit eines Öls zu erhalten.

Das spezifische Gewicht bezieht sich auf das Verhältnis der Masse eines ätherischen Öls zur Masse eines gleichen Volumens destillierten Wassers bei der gleichen Temperatur und vergleicht es dann mit dem erwarteten Bereich für dieses Öl. Große Mengen von Verfälschungsmitteln können diesen Bereich verfälschen.

Der Brechungsindex bezieht sich auf den Ablenkungswinkel eines Lichtstrahls, wenn er von der Luft in ein ätherisches Öl gelangt. Kleine Veränderungen in der Chemie wirken sich auf den Brechungsindex aus, daher ist dieser Test ein einfaches Mittel zur Prüfung der grundlegenden Reinheit im Vergleich zum erwarteten Index für jedes Öl.

Die optische Rotation misst den Winkel einer Ebene des polarisierten Lichts, wenn es von den Molekülen des ätherischen Öls in der Lösung in einem Röhrchen abprallt, wodurch die Ebene gedreht wird, sodass der Winkel, in dem es austritt, anders ist als der Winkel, in dem es eintritt. Für jedes unverfälschte ätherische Öl gibt es einen erwarteten Rotationswert. Dieser Test kann auf eine Vermischung oder Vermengung mit anderen Pflanzenarten hinweisen, da dies den Winkel der Ebene deutlich verändert.

FTIR oder Infrarot-Spektroskopie ist im Wesentlichen eine „Fingerabdruck"-Überprüfung der Identität einzelner ätherischer Öle und vieler anderer Produkte. Sie wird durchgeführt, indem ein Infrarotlichtstrahl durch eine ätherische Ölprobe geleitet wird, wodurch ein bestimmtes Infrarotabsorptionsspektrum oder Lichtmuster erzeugt wird. Es hilft nur bei der Bestimmung der Identität, nicht der Reinheit, da naturidentische Chemikalien hinzugefügt werden können, damit es „richtig" aussieht.

Der mikrobielle Test oder Total Plate Count (Gesamtkeimzahl) testet auf das Vorhandensein von biologischen Schadstoffen wie Pilzen, Schimmel und Bakterien, deren Vorkommen aufgrund der antibakteriellen und antimykotischen Eigenschaften vieler ätherischer Öle recht gering ist. In Zukunft werden wahrscheinlich weitere Tests entwickelt werden, um immer raffiniertere Verfälschungen von ätherischen Ölen zu erkennen. Dies wird sicherstellen, dass die Verbraucher weiterhin sichere Optionen beim Kauf ihrer ätherischen Öle haben werden.

Testen kostet Geld, also gehen Sie davon aus, dass Sie mehr für ätherische Öle bezahlen, die gründlich getestet wurden. Hüten Sie sich jedoch vor Unternehmen, die vergleichbare Preise verlangen, ohne nachzuweisen, dass sie vergleichbare Tests durchführen. Andernfalls könnten Sie am Ende mehr Geld für weniger Qualität bezahlen.

Vielen Dank an Aaron Sorensen (APRC) und Adam Christensen (EVS) für ihren fachlichen Beitrag.

WARUM kann ich nicht einfach die preiswertesten ätherischen Öle kaufen?

Es könnte im besten Falle nur eine Geldverschwendung sein, weil sie nicht so stark und effektiv sind, wie sie sein sollten, sodass sie möglicherweise nicht so gut funktionieren wie ätherische Öle, die rein und potent sind.

Im schlimmsten Fall könnte es durch mögliche toxische Verfälschungsmittel und/oder ein falsches chemisches Profil schädlich sein, was die Wirkung in Ihrem Körper unvorhersehbar, unbeständig oder unerwünscht macht.

WIE finde ich reine und wirksame ätherische Öle?

Auf einen Blick:

Suchen Sie nach einer Firma, die in ihrem Marketingkonzept zeigt, dass sie versteht, was ein reines und potentes ätherisches Öl ist, wie wichtig dies ist, und dass ihre ätherischen Öle rein und potent sind.

Diese Unternehmen kennen ihre Quellen, sind ethisch und bestehen in der Regel schon länger.

Denken Sie daran, dass jeder die Begriffe „rein“, „therapeutisch“ und „therapeutische Qualität“ für jede Qualität von ätherischem Öl verwenden kann. Es sind nur Begriffe. Sie bedeuten nichts, es sei denn, das Unternehmen testet seine ätherischen Öle zur Unterstützung dieser Begriffe oder Sie wissen, dass sie auf andere Weise zuverlässig sind.

Vergewissern Sie sich, dass die Unternehmen zumindest die GC/MS Tests durchführen. Viele Unternehmen liefern diese Ergebnisse. Suchen Sie nach Garantien oder Nachweisen für andere Prüfungen. Fragen Sie nach dem von ihnen verwendeten Standard.

Achten Sie auf den botanischen/lateinischen Namen auf dem Etikett, um sicher zu sein, welches Öl Sie kaufen, und auf die Chargennummer. Sie zeigen in der Regel an, dass die Tests durchgeführt wurden und koppeln sie mit dieser bestimmten Ernte. Die meisten Unternehmen stellen diese Informationen der Öffentlichkeit zur Verfügung, wenn sie ihnen vorliegen.

Es besteht keine Garantie, dass ätherische Öle aus biologischem Anbau oder Wildwuchs rein und wirksam sind.

Die ISO/AFNOR-Bezeichnungen garantieren keine reine oder therapeutische Qualität des ätherischen Öls. *Siehe Seite 78.*

Achten Sie auf die Begriffe „Duftöl“, „Parfümötl“, „Aromatherapieöl“. Bei diesen Ölen handelt es sich womöglich nicht um reine ätherische Öle. Seien Sie vorsichtig mit Produktreihen von ätherischen Ölen, bei denen alle Öle zum gleichen Preis angeboten werden. Einige ätherische Öle sind schwieriger herzustellen als andere. Ihre Preise sollten den Prozess widerspiegeln.

Achten Sie auf dunkle Glasflaschen. Sie begünstigen eine längere Haltbarkeit der ätherischen Öle.

Kaufen Sie keine ätherischen Öle mit gummierten Tropfern. Sie sind anfälliger für Oxidation. Außerdem kann das ätherische Öl den Gummi zersetzen, was zu Verunreinigungen und einem klebrigen

Schmutz führt. Wenn Sie sie nach dem Kauf hinzufügen, sollte das Öl schnell verwendet und aufrecht gelagert werden, um Probleme zu vermeiden.

Hier sind einige Fragen, die Sie einem Unternehmen stellen können:

» Testen Sie Ihre ätherischen Öle? Welche Tests führen Sie durch? Werden Ihre Tests intern oder durch Dritte durchgeführt?
» Was ist Ihr Firmenstandard? (oder) Welchen Standard verwenden Sie?
» Was machen Sie mit Ihren Ergebnissen? Was passiert, wenn eine Ernte des ätherischen Öls nicht Ihrem Standard entspricht? Lehnen Sie „schlechte" Ernten ab?
» Welche Quellen gibt es für Ihre Öle? Sind sie in den Gebieten, aus denen sie kommen, heimisch?
» Züchten Sie Ihre eigenen Pflanzen für die Destillation? Was tun Sie, wenn das chemische Profil der aus diesen Pflanzen destillierten ätherischen Öle nicht dem von Ihnen verwendeten Standard entspricht?

Wenn Sie jemand sind, der sich dafür interessiert, woher Ihre Produkte kommen und ob die Menschen, die sie herstellen, ethisch und wertschätzend behandelt werden oder nicht, dann sollten Sie vielleicht ein Unternehmen nach ihren Erzeugern und Destillateuren fragen. Wenn sie nicht wissen, wer die Anbauer und Destillateure sind und/oder sie den Tiefstpreis für ihre ätherischen Öle zahlen, sollten Sie erst einmal innehalten und darüber nachdenken, bevor sie ihre Öle kaufen. Die Herstellung eines hochwertigen ätherischen Öls erfordert Erfahrung und große Sorgfalt. Die Menschen, die sie produzieren, oft in Ländern der Dritten Welt, verdienen es, dass ihnen ein fairer Lohn gezahlt wird, der ihrem Fachwissen und ihrer Leistung entspricht.

ISO/AFNOR-Normen - sind sie ausreichend?

Nein, nicht unbedingt. Sie sind nicht die richtigen Standards für die Bestimmung der therapeutischen Qualität von ätherischen Ölen, die für die Aromatherapie verwendet werden. Ein ätherisches Öl, das diese Standards erfüllt, kann also auch von therapeutischer Qualität sein, aber das ist keine Selbstverständlichkeit.

ISO ist die Internationale Organisation für Normung. AFNOR ist die Association Française de Normalisation. Es ist einfach die französische Mitgliedsorganisation für ISO. Die ISO setzt Standards für eine Vielzahl von Branchen, darunter auch für die Branche der ätherischen Öle. Diese Organisationen bieten keine Art von Analyse, Prüfung, Zertifizierung, Garantie oder Qualitätsnachweis für ätherische Öle an. Sie geben nur „normale" Bereiche für eine ausgewählte Gruppe von Komponenten in einem bestimmten ätherischen Öl an. Diese Bereiche wurden größtenteils von Unternehmen beeinflusst, die ihre speziellen Bedürfnisse befriedigen wollten - vor allem in der Duft-, Aroma-, Lebensmittel- und Pharmaindustrie.

Diese „normalen" Bereiche sind in Ordnung für die Industrien, für die sie bestimmt waren, aber sie sind oft nicht geeignet für ätherische Öle, die für den therapeutischen Gebrauch bestimmt sind.

Leider haben einige Unternehmen, ob aus Unwissenheit oder mit Absicht, die1S0/AFNOR-Standards als eine Qualitätsgarantie für therapeutische ätherische Öle beworben. Das sind sie aber nicht. Ebenso wenig sind sie eine Garantie für Reinheit oder Potenz.Danke an Rhiannon Lewis für die Hilfe bei der Klärung, was ISO/AFNOR ist und was nicht.

MYTHEN und MIßVERSTÄNDNISSE

Mythen und Mißverständnisse über ätherische Öle - gibt es sie? Ja! Im Folgenden finden Sie ein paar gängige Mythen, es gibt aber auch andere.

MYTHOS: Ätherische Öle sind das Lebenselixier der Pflanze. Die Unterstellung ist, dass sie für das Überleben der Pflanze unerlässlich sind.

WAHRHEIT: Ätherische Öle sind eigentlich sekundäre Stoffwechselprodukte, die nur von einigen Pflanzen produziert werden. Sie werden nicht zum Überleben benötigt. Stattdessen hat die Pflanze sie im Laufe der Zeit weiterentwickelt, um Wachstum, Entwicklung und Schutz zu unterstützen. Ätherische Öle zirkulieren nicht. Sie befinden sich in einer Kapsel, die auf oder in den Wurzeln, Stängeln, Blättern, Blüten, Harzen, Kernholz oder Früchten einer Pflanze verankert ist.

MYTHOS: Alle aromatischen Pflanzen produzieren ätherische Öle.

WAHRHEIT: Nicht alle aromatischen Pflanzen produzieren ätherisches Öl, da die aromatische Menge nicht durch Wasserdampfdestillation gewonnen werden kann. So sind beispielsweise Zitrusfrüchte fast die einzigen Früchte, aus denen ein ätherisches Öl kommerziell hergestellt wird. Wenn also ein Produkt mit "nach Passionsfrucht, Erdbeere oder Flieder duftend" gekennzeichnet ist, dann ist es wahrscheinlich synthetisch. Wenn behauptet wird, dass es ein „natürlicher Duft" ist, dann besteht es wahrscheinlich aus einzelnen Bestandteilen des ätherischen Öls, die durch fraktionierte Destillation hergestellt werden (z.B. Limetten oder Geranien), die so kombiniert werden, dass sie den genannten Duft nachahmen, während kein Teil davon tatsächlich aus dieser Frucht, Blume oder Pflanze stammt.

MYTHOS: Ein Ausschlag und/oder Brennen nach dem Auftragen auf der Haut von reinen und wirksamen ätherischen Ölen ist ein Beweis dafür, dass der Körper durch die Wirkung des ätherischen Öls gereinigt oder entgiftet wird.

WAHRHEIT: Es ist wahrscheinlich nicht so. Fast immer handelt es sich um Irritationen oder Sensibilisierungen. Sie treten auf, wenn ein ätherisches Öl oder eine Mischung unverdünnt, nicht ausreichend verdünnt, in zu großer Dosis oder zu häufig im gleichen Bereich verwendet wurde. Sie können auch bei der Anwendung auf offener oder gereizter Haut auftreten. Es ist das Signal des Körpers, weniger zu verbrauchen, mehr zu verdünnen oder den Gebrauch einzustellen.

MYTHOS: Ätherische Öle wurden von den Ägyptern verwendet und sogar in den Gräbern der Pharaonen gefunden. Hinweise auf ätherische Öle finden sich in der Bibel.

WAHRHEIT: Es geht nur um Semantik. Ätherische Öle sind technisch gesehen das Produkt der Dampfdestillation unter Verwendung einer gekühlten Spule oder eines Kondensators, um das flüssige Aroma effektiv aus Wasser und Dampf zu isolieren. Die erste Aufzeichnung dieses Prozesses war um 1000 n. Chr. Frühere Destillationen wurden

höchstwahrscheinlich verwendet, um das herzustellen, was wir Hydrosole oder Blumenwasser nennen würden.
In der Antike produzierte die Mazeration (auch bekannt als Aufguss) ein aromatisches Öl. Aromatische Pflanzenstoffe wurden in ein flüssiges Pflanzenöl, wie beispielsweise Olivenöl, eingebracht. Der Behälter wurde dann für einige Tage in die Sonne gestellt. Die Hitze setzte die aromatischen Moleküle aus dem Pflanzenmaterial in das Pflanzenöl frei. Verbrauchte Pflanzen wurden entsorgt. Frische Pflanzenstoffe wurden wiederholt in das Öl eingebracht, um den Duft zu verstärken. Dieses aufgegossene Öl wurde zur Salbung und Parfümierung verwendet.
Ein weiterer Prozess, der von den alten Völkern bereits 3000 v. Chr. angewandt wurde, bestand darin, eine aromatische Pflanzensubstanz in einem Tonglas mit einem Stück Wolle darüber zu verbrennen, das die verdampften aromatischen Moleküle aufnahm, während der Rauch durch sie hindurch stieg. Die Wolle wurde dann gepresst, um das Lanolin zu extrahieren, das nun das Aroma enthält. Voila! Ein fester Duft war geboren. Parfüm kommt aus dem Lateinischen per fumus und bedeutet „durch Rauch".

MYTHOS: Jede Variation der Aussage „Ätherische Öle enthalten Vitamine, Mineralien, Hormone und Nährstoffe".

WAHRHEIT: Nein. Stattdessen enthalten 99% der ätherischen Öle die Elemente Wasserstoff, Kohlenstoff und Sauerstoff. Die anderen 1% könnten Stickstoff oder Schwefel enthalten. In ihrer Vielzahl von proportionalen Kombinationen bestehen diese Elemente aus allen chemischen Bestandteilen eines ätherischen Öls, die jeweils ihre eigene einzigartige therapeutische Wirkung entfalten und gemeinsam eine Synergie der Wirkung erzeugen.

MYTHOS: Diese Flasche ätherisches Öl ist von der FDA (Food and Drug Administration) für den Eigenverbrauch zugelassen weil es den

GRAS-Status (Generally Recognized As Safe / Generell als sicher anerkannt) hat.

WAHRHEIT: GRAS bedeutet allgemein als sicher anerkannt und wird von der FDA verwendet. Es bezieht sich auf ätherische Öle als Lebensmittelzusatzstoffe, meist als Aromastoffe in Dingen wie Getränken, Zahnpasta oder Süßigkeiten. Das bedeutet, dass ein ätherisches Öl im Allgemeinen, wie beispielsweise Zitrone, als sicher für die Verwendung als Lebensmittelzusatzstoff gilt. Es bedeutet nicht, dass das ätherische Öl selbst, oder eine bestimmte Flasche ätherisches Öl, als sicher für den Eigenverbrauch angesehen wurde. Die ätherischen Öle auf der genehmigten Liste werden als Aromastoffe in vielen Dingen verwendet, die eingenommen werden, so dass einige Rückschlüsse auf die Sicherheit möglich sind, wenn ätherische Öle vor der Einnahme richtig verdünnt werden (wodurch sie eher einem Lebensmittelzusatzstoff ähneln), jedoch die für die Aromatisierung verwendeten Mengen in winzigen Mengen vorliegen, weniger als ein Tropfen.

MYTHOS: Wenn eine Flasche mit ätherischen Ölen mit der Aufschrift „Nicht für den internen Gebrauch" versehen ist, bedeutet das, dass sie unrein, verfälscht oder auf irgendeine Weise ungeeignet für die Einnahme ist.

WAHRHEIT: Der Hersteller folgt freiwillig den Kennzeichnungsrichtlinien der American Herbal Products Association (AHPA), gemäß der Branchenpraxis, um die Verbraucher zu schützen. Es repräsentiert die Meinung vieler Aromaprofis, dass ätherische Öle nur von denen eingenommen werden sollten, die über Kenntnisse und Erfahrungen verfügen oder von einem geschulten Gesundheitsdienstleister verabreicht wurden. Es hat nichts mit der Qualität des ätherischen Öls in der Flasche zu tun, es sei denn, es wird als „Duft", „Parfüm" oder „Potpourri" Öl bezeichnet.

Es wird auch auf dem Etikett eines ätherischen Öls erscheinen, das aufgrund seiner natürlichen chemischen Bestandteile, die bei Einnahme als potenziell schädlich eingestuft wurden, nicht für die innere Anwendung bestimmt ist, wie im Fall von Wintergrün.

MYTHOS: Ätherische Öle aus Lavendel und Teebaum haben östrogene Wirkungen und können bei vorpubertierenden Jungen Gynäkomastie (Brustvergrößerung) verursachen. Oder: Die Verwendung von natürlich-antibakteriellen Produkten mit Teebaumöl kann zu resistenten Bakterienstämmen führen.

WAHRHEIT: Diese Behauptungen werden oft auf Websites und in Artikeln aufgestellt, aber sie sind falsch. Beide Behauptungen wurden vor langer Zeit widerlegt, da sie sich als falsch erwiesen haben, weil es keine stichhaltigen Beweise gab und weil sie nicht in der Lage waren, die Effekte in allen nachfolgenden Studien zu wiederholen.

FAZIT

Jetzt haben Sie hilfreiche Fakten über ätherische Öle zur Hand.
Es wird Menschen geben, die dem, was hier geschrieben steht, aufgrund langjähriger Tradition widersprechen werden, basierend auf das, was sie gehört oder gelesen haben, was sie gelernt oder gelehrt haben oder wegen ihres eigenen Nutzungsmodells, das für sie zu funktionieren scheint. Das ist auch in Ordnung. Es wird immer so sein. Ätherische Öle und Aromatherapie gibt es schon seit sehr langer Zeit. Sie sind wie alte Familiengeschichten. Es hängt davon ab, aus welchem Zweig

der Familie man es hört, denn jeder erinnert sich ein wenig anders an die Dinge und erzählt sie auf seine Weise.

Ich habe alle mir zur Verfügung stehenden Informationen sorgfältig studiert und herausgearbeitet: viele gültige und anerkannte Aromatherapie-Texte, Kenntnisse, die ich durch meine Berufsausbildung und in Absprache mit Experten für ätherische Öle erworben habe, sowie die Beobachtung der Praktiken und Ergebnisse verschiedener Methoden der Aromatherapie. Darüber hinaus habe ich in meiner eigenen Praxis als Aromatherapeutin viele dieser Modelle ausprobiert, um ihre Sicherheit und Gültigkeit zu testen. Ich habe Ihnen wesentliche Fakten genannt, die es bei ihrer Anwendung jedem ermöglichen werden, ätherische Öle sicher und effektiv zu verwenden.

Lernen Sie mehr über ätherische Öle, denn die Wissenschaft der Aromatherapie und die Anwendungsmodelle entwickeln sich ständig weiter. Es gibt noch viel zu studieren, zu validieren und zu entdecken. Tauschen Sie sich mit anderen aus, um mehr über die sichere Anwendung ätherischer Öle zu lernen und deren größten Nutzen zu erfahren.

Ich wünsche Ihnen alles Gute auf Ihrem persönlichen Weg. Vorwärts und aufwärts!

Referenzen für die Fakten und Informationen in diesem Buch finden Sie unter *LearnEssentialOils.com.*

Gefährliche ätherische Öle

Nicht therapeutisch anwenden:

» Mandel (Bitter) Prunus amygdalus var.amara
» Boldo Blatt Peumus boldus
» Stech-Wacholder (nicht rektifiziert) Juniperus oxycedrus
» Kalmus Acorus calamus oder angustatus
» Kampfer (braun) Cinnamomum camphora
» Königswurz Saussurea lappa
» Echter Alant Inula helenium
» Meerrettich Armoracia rusticana
» Jaborandi (Blatt) Pilocarpus jaborandi
» Beifuß Artemesia vulgaris
» Senf Brassica nigra
» Petersilienkern Petroselinum sativum
» Polei-Minze (europäisch) Mentha pulegium
» Frauenminze (amerikanisch) Hedeoma pulegioides
» Tasmanische Gummitanne Dacrydium franklinii
» Weinraute Ruta graveolens
» Sassafras Sassafras albidum
» Sassafras (brasilianisch) Nectandra sanguinea oder Ocotea odorifera
» Sassafras (chinesisch) Cinnamomum porrectum und C. rigidissimum
» Sadebaum Juniperus sabina
» Kanadische Haselwurz Asarum canadense
» Reinfarn Tanacetum vulgare
» Teebaum (Schwarz) Melaleuca bracteata

» Thuja (Zedernblatt) Thuja occidentalis
» Riesen-Lebensbaum (Blatt) Thuja plicata *
» Wurmsamen-Drüsengänsefuß Chenopodium ambrosioides, Anthelminthikum oder Absinthium

**Ätherisches Öl aus dem Holz ist ungiftig.*

Einige ätherische Öle, die klassischerweise auf dieser Liste stehen, haben sich inzwischen als sicher erwiesen, wenn sie nach bestimmten Richtlinien verwendet werden, sei es in größerer Verdünnung äußerlich oder nicht oral eingenommen (Essential Oil Safety, 2. Ausgabe, Tisserand/Young). Diejenigen, die auf dieser Liste verbleiben, gelten entweder als grundsätzlich toxisch oder als zu riskant, um sie ohne ausreichende Kenntnisse zu verwenden.

Potenziell gefährliche ätherische Öle

» Zucker-Birke, Betula lenta
» Wintergrün, Gaultheria procumbens

Diese bestehen zu 98 % aus Methylsalicylat, das bei übermäßigem oder zu häufigem Gebrauch zu Vergiftungen bis hin zum Tod führen kann. Sie können die Wirkung von Antikoagulantien wie Warfarin potenzieren (erhöhen). Sichere äußerliche Verdünnung: 2,4% oder etwa 4 Tropfen/5 ml Trägeröl (Essential Oil Safety, 2. Auflage, Tisserand/Young). Verwenden Sie es auf kleinen Flächen und legen Sie regelmäßig Pausen ein.

Intensive ätherische Öle

Häufigste Hautreizungen – Erwachsene verwenden bei 1%-iger Verdünnung: 1 Tropfen/5 ml Trägeröl

» Bay Pimento racemosa
» Gewürznelke Syzygium aromaticum
» Zitronengras Cymbopogon citratus
» Oregano Origanum vulgare
» Bohnenkraut Satureia hortensis oder Montana
» Thymian (CT Thymol, Carvacrol) Thymus vulgaris

Häufigste hautreizende Öle - Erwachsene verwenden folgende Verdünnungen:

» Zimtkassie Cinnamomum cassia - 1% 1 Tropfen/30-45 ml Trägeröl
» Zimt (Rinde) Cinnamomumzeylanicum - 1% 1 Tropfen/30-45 ml Trägeröl
» Melisse Melissa officinalis - 9% 1 Tropfen/7,5 ml Trägeröl
» Ylang Ylang Cananga odorata - 8% 1 Tropfen/10 ml Trägeröl

Schwangerschafts- und Stillzeit freundliche ätherische Öle

UNBEDENKLICH: Aromatisch oder bei Anwendung auf der Haut

Verdünnung für auf der Haut 1-2% = 1-4 Tropfen ätherisches Öl pro 5 ml Trägeröl.

Von der innerlichen Anwendung ätherischer Öle während der Schwangerschaft wird abgeraten, es sei denn, Sie konsultieren einen qualifizierten Berater, um absolute Sicherheit zu gewährleisten. Ätherische Öle werden bei der innerlichen Einnahme schneller und in höheren Konzentrationen absorbiert als bei der äußerlichen oder aromatischen Anwendung.

- Bergamotte Citrus bergamia
- Kardamom Elletaria cardamomum
- Zedernholz Juniperus virginiana
- Kamille (deutsche) Matricaria recutita*
- Kamille (römische) Chamaemelum nobile*
- Muskatellersalbei Salvia sclarea *
- Echter Koriander Coriandrum sativum
- Zypresse Cupressus sempervirens *
- Dill (Unkraut) Anethum graveolens *
- Weihrauch Boswellia frereana
- Geranium Pelargonium graveolens
- Ingwer Zingiber officinale
- Grapefruit Citrus paradisi
- Lavendel Lavandula angustifolia*
- Lavendel, Spike Lavandula latifolia
- Zitrone Citrus limon

- Limette Citrus aurantifolia
- Mandarine Citrus reticulata
- Majoran Origanum majorana *
- Neroli Citrus aurantium
- Orange (süß) Citrus sinensis
- Palmarosa Cymbopogon martinii
- Patschuli Pogostemum cablin
- Pfeffer(schwarz) Piper nigrum
- Petitgrain Citrus aurantium (bigarade)
- Rose Maroc oder Bulgar*.
- Rosmarin Rosmarinus officinalis*
- Sandelholz Santalum album
- Grüne Minze Mentha (viele Sorten)
- Teebaum Melaleuca alternifolia
- Tangerine Citrus reticulata oder tangerine
- Ylang Ylang Cananga odorata

**Auf einigen Listen aufgrund von Traditionen oder der Einstufung als Emmenagogum (Menstruationsförderung) ausgeschlossen. Aber es gibt keine eindeutigen Beweise dafür, dass sie tatsächlich eine Gefahr in der Schwangerschaft darstellen (Tisserand/Young, Price/Price). Wenn Sie eine Vorgeschichte von Fehlgeburten haben oder einfach um sich Gewiss zu sein, können sie während des ersten Trimesters vermieden werden.*

Dies ist keine ausführliche Liste aller ätherischen Öle, die während der Schwangerschaft, Geburt und Stillzeit sicher sein könnten, sondern nur derjenigen, die einfach und sicher verwendet werden können, wenn man die normalen Sicherheitsempfehlungen für Verdünnung und Dosierung beachtet. Andere ätherische Öle können sicher sein, wenn sie unter der Anleitung eines qualifizierten Aromatherapeuten verwendet werden. Mehr zum Thema Schwangerschaft finden Sie auf *Seite 24*.

Wie immer sind die Reinheit und Wirksamkeit der verwendeten ätherischen Öle von entscheidender Bedeutung.

Schonende, zur innerlichen Einnahme geeigneten Öle

Diese ätherischen Öle haben bei richtiger Dosierung und Verdünnung (Tisserand/Young) und auch GRAS-Status (*siehe Seite 82*) keine Kontraindikationen. Verwenden Sie nur geprüfte reine und starke ätherische Öle zur oralen Anwendung.

- » Kümmel Carum carvi
- » Kardamom Elletaria cardamomum
- » Kamille (römisch) Chamaemelum nobile
- » Koriandersamen Coriandrum sativum
- » Grapefruit Citrus paradisi
- » Wacholderbeere Juniperus communis
- » Lavendel Lavandula angustifolia
- » Zitrone Citrus limon
- » Limette Citrus aurantifolia
- » Mandarine Citrus reticulata
- » Majoran (süß) Origanum majorana
- » Neroli Citrus Aurantium
- » Orange (süß) Citrus sinensis
- » Pfeffer (schwarz) Piper nigrum
- » Tangerine Citrus reticulata oder tangrine